DE LA GLYCOSURIE

SA NATURE

SON TRAITEMENT

PARIS

IMPRIMERIE F. LEVÉ

RUE CASSETTE, 17

—

1898

DE LA GLYCOSURIE

DE LA GLYCOSURIE

SA NATURE

SON TRAITEMENT

PARIS

IMPRIMERIE F. LEVÉ

RUE CASSETTE, 17

1898

LETTRES DE L'AUTEUR

Très honoré confrère et maitre,

Je ne suis pas mort, et vous le savez puisque vous vous êtes bien souvent rappelé à mon souvenir ; mais ce que vous ignorez, c'est la façon de vivre d'un glycosurique pendant 17 ans, et l'état pathologique certainement unique que j'ai traversé avant de revenir presque à l'état glycosurique ordinaire.

Je vous envoie donc mon observation, qui vous intéressera si vous avez la patience de la lire jusqu'au bout : partisan de la spontanéité de la maladie, vous y trouverez peut-être des faits qui vous expliqueront cette spontanéité, et qui vous démontreront que si la contagion est un des éléments de la maladie, un des éléments de l'épidémie, elle est loin d'être l'élément principal ; l'élément le plus souvent primordial, bien autrement important comme cause génératrice, sont : les *acta*, les *ingesta* et les *circumfusa*.

La prétention d'arrêter une épidémie avec un cordon sanitaire doit vous paraître et me paraît bien étrange ; il y a quelques années avec quatre hommes et un caporal armés d'étuves on a cru qu'on avait empêché le choléra de franchir la frontière d'Espagne ! Je crois que si nous n'avons pas eu le choléra, c'est que nous n'étions pas dans les mêmes conditions climatériques, atmosphériques et hygiéniques que l'Espagne. Plus tard lorsque les mêmes conditions climatériques, atmosphériques et hygiéniques, se sont présentées sur toute la surface de l'Europe, nous avons eu le choléra, et nous l'aurons, si ces mêmes conditions se reproduisent.

Nous avons un choléra *asiatique* provoqué par de brusques

variations de température, et un choléra *nostras* identique, mais moins grave, produit par les *mêmes causes* moins intenses.

C'est par l'hygiène seulement que vous arrêterez l'épidémie; et la désinfection appliquée aux choses et aux hommes provenant des pays contaminés, *utile et indispensable*, n'en est pas moins le moindre des éléments de cette hygiène : car si toutes les maladies sont contagieuses, les cas de maladie par contagion ne sont pas aussi fréquents qu'on veut bien le dire, et surtout ne dominent pas en pathologie, *la vérole exceptée*.

Telles sont les conclusions que je crois sages, auxquelles j'ai été conduit par mon observation ; elles ne sont pas nouvelles, nos grands cliniciens, nos profonds observateurs n'en connaissaient pas d'autres; mais me direz-vous, ils n'avaient pas le microbe ; avec le microbe on a en effet démontré l'existence de la maladie par contagion, mais on n'a pas expliqué la maladie, on n'a pas expliqué l'épidémie.

Après m'avoir lu, vous comprendrez, et vous partagerez peut être mes idées ; mais si vous ne les acceptez pas complètement, il vous sera difficile de ne pas admettre que mon traitement de la glycosurie est le seul rationnel, le seul qui permettra aux glycosuriques de vivre longtemps et sans infirmités ; ma présence sur cette terre en est, je crois, la preuve irréfutable...

Après m'avoir lu et étudié, soyez assez aimable pour me faire connaître votre impression, et les idées nouvelles que pourra peut-être vous suggérer la lecture de mon observation. J'ai souvent lu et relu la préface de votre Médecine opératoire, il me semble que nous sommes bien près de nous entendre. *L'infection purulente* et la *fièvre puerpérale épidémique dans les hôpitaux*, relèvent en effet davantage de la contagion que les autres maladies : il y a là *une porte ouverte et des transferts* par le chirurgien qu'on a supprimés et qui expliquent avec beaucoup d'autres conditions, telles par exemple, que la chloroformisation prolongée, les pansements rares, la chaleur de l'appartement, l'enveloppement du malade, la diète, les réussites opératoires d'aujourd'hui ; mais, *comme vous le dites si bien*, ces maladies peuvent naître en dehors de la contagion, être produites non pas spontanément, mais par des causes qu'on ne connaissait pas ou qu'on énumérait banalement sans y croire et que mon observation me paraît devoir révéler.

Non pas les faits, mais l'interprétation de ces faits appartient peut-être au domaine de la fantaisie ; à vous d'en juger et d'essayer d'autres explications.

Le résultat obtenu et les faits observés depuis 18 ans me permettent d'espérer que vous les prendrez en sérieuse considération ; toujours est-il que je suis un glycosurique ayant *vécu et vivant* comme je l'indique dans mon observation, travaillant beaucoup et n'ayant éprouvé de souffrances que lorsque j'ai modifié mon régime dans le sens du régime classique des diabétiques... Je suis du reste dans un état pathologique qui me permet de fournir encore, mais extrêmement atténuée et sans fatigue, la preuve de tous les faits que j'avance...

Vous trouverez dans mon observation, et vous reconnaitrez certainement, une page entière qui vous appartient, en y changeant un ou deux mots : elle rendait si bien ma pensée que je me la suis appropriée ; peut-être accepterez-vous cette correction, et reconnaitrez-vous avec moi que le *combustible* de la *machine humaine* n'est autre *que l'acide urique*, qui par ses diverses transformations — non seulement, met en *mouvement*, mais *construit*, *répare*, *reproduit*, et *détruit* cette même machine.

Si je suis dans le vrai, comme il y a longtemps que nous faisons de la science sans nous en douter ! Écrivains, poètes, romanciers, quand ils parlent par métaphores, ne s'imaginent pas si bien dire la vérité : donner un corps à la *passion qui aveugle, au délire, comme à l'ivresse* vous paraîtra bien osé ; c'est en effet une explication de phénomènes physiologiques et pathologiques qui n'a jamais été donnée et qui ne pouvait naître que sous la plume d'un expérimentateur forcé comme je l'ai été.

Comment ne suis-je pas mort de toutes ces expériences, qui paraîtront bien extraordinaires. Vichy ayant produit un état glycosurique aigu, m'ayant donné la fièvre, il fallait bien tenter de sortir de ce mauvais pas. C'est en gravissant le Calvaire que vous allez connaître, que je suis heureusement presque arrivé au but.

M. le docteur Lecorché, dans un récent article, a dit qu'aucune des théories proposées pour expliquer la glycosurie, n'avait servi à l'édification du traitement de cette maladie. Celle que je propose née *du fait*, et d'une expérimentation bien *exceptionnelle*, vous en conviendrez, paraît peu justiciable du même reproche.

M. le professeur A. Robin a publié dans la *Gazette des Hôpitaux* un article fort intéressant sur l'albuminurie. Cette maladie ne serait d'après lui que la conséquence d'une lésion de la fonction rénale, avant d'être la suite de l'altération organique du rein ; en un mot l'altération organique ne serait que la conséquence de la lésion fonctionnelle longtemps prolongée. En lisant mon observation on arrivera aux mêmes conclusions dans la glycosurie, qui est une lésion de la fonction hépatique avant d'être une lésion organique. Qu'on passe en revue toutes les maladies aigues ou chroniques à leur début, et on arrivera aux mêmes conclusions. Dans l'hystérie, qui n'est au fond qu'une agglomération de lésions fonctionnelles, on ne trouve pas de lésions anatomiques : la lésion anatomique n'est qu'une conséquence de la lésion fonctionnelle localisée et permanente.

On peut mourir par lésion fonctionnelle, par choc émotif

et mon observation explique cette mort. On meurt par lésion fonctionnelle hépatique, on meurt de glycosurie comme on meurt de l'asthme, de l'albuminurie, de l'épilepsie sans lésion anatomique, comme on meurt d'une première attaque d'angine de poitrine sans lésion anatomique vasculaire ou nerveuse.

M. Lucas-Championnière a publié un certain nombre d'observations où après une grande opération, on constatait dans les urines une augmentation considérable de l'urée quoique le malade fut soumis à une diète rigoureuse.

M. le docteur Sous de Bordeaux a fait la même constatation après une simple opération de cataracte. Les faits publiés dans mon observation n'expliquent-ils pas cette augmentation ?

Que dites-vous de ces envolées partielles vers la lésion fonctionnelle ! A quand l'essor général ?

Que pensez-vous de l'étonnement du monde médical en présence de l'épidémie typhoïdique qui sévit avec une certaine intensité il y a deux ou trois ans sur la capitale ? Ce sont, dit-on, les eaux de la Vanne qui sont contaminées, et comme pour corroborer cette opinion voilà qu'à Sens on constata la fièvre typhoïde. Mais on ne buvait pas les eaux de la Vanne dans toute la France où un peu partout on constata la fièvre typhoïde à l'état d'épidémie. Tant qu'on ne voudra voir la maladie que par le microbe, on aura bien d'autres étonnements !

Fatiguez-vous moins, faites moins la noce, et vous aurez moins d'épidémies, disait à la Chambre des députés un médecin qui ne voulait pas qu'on détournât au profit des Parisiens les eaux de sa rivière. J'ajouterai : Donnez-nous d'excellentes conditions telluriques et atmosphériques, *troublez le moins possible* notre sang, surmenez-vous moins, et vous aurez moins de maladies ; chauffez moins la machine, elle durera plus longtemps.

Mon cher Confrère,

La glycosurie, la polyurie, la faim et la soif, sont les symptômes principaux de la congestion active apyrétique, permanente ou passagère du foie, *d'origine urique*. Cette congestion, sous l'influence excitante des eaux de Vichy, peut passer à l'état aigu ; traitée alors par les alcools, les viandes noires, le cochon, les conserves, le gibier, les noix, le fromage et les légumes herbacés, elle produit un ensemble de symptômes du côté du foie, des intestins et des garde-robes qui met sur la voie du diagnostic.

La diabète, qui n'est qu'une glycosurie qui a rapidement évolué, une glycosurie à mon sens mal soignée, doit disparaître du cadre nosologique.

Telle est la définition toute nouvelle que je crois devoir tirer comme conclusion de l'observation suivante.

Vous connaissez mon odyssée pathologique, vous avez assisté à toutes les péripéties de la lutte que j'avais entreprise contre ce terrible inconnu qu'on appelle le diabète ; les horizons nouveaux que j'entrevoyais, j'ai essayé de vous les montrer à mesure qu'ils se déroulaient sous mes yeux. C'est une vue d'ensemble que je veux vous donner aujourd'hui.

Explorateur d'une région pathologique absolument ignorée, j'ai, comme tous les voyageurs en pays inconnus, couru bien des dangers. Je suis tombé dans maints précipices, j'ai été au-devant de mille périls qu'aujourd'hui je saurai éviter, en un mot, j'ai commis bien des erreurs, mais sans ces erreurs serais-je jamais arrivé à connaître la glycosurie ? De l'erreur en effet a jailli, je le crois, la lumière, c'est-à-dire la nature et le traitement expérimental, par conséquent rationnel, de la glycosurie.

DE LA GLYCOSURIE

SA NATURE, SON TRAITEMENT

> La maladie est un phénomène
> physiologique troublé, exagéré,
> amoindri ou annulé.
>
> Cl. Bernard.

J'exerce la médecine depuis 33 ans ; à l'époque de mon début, j'étais très vigoureux, jouissant d'une excellente santé.

Mon père est mort à 76 ans, d'une constipation opiniâtre. Il était, depuis l'âge de 50 ans, sujet à des gastralgies d'une ténacité désespérante provenant de la vie sédentaire qu'il menait ; il était du reste, vigoureux, sobre, et avait eu, à l'âge de 45 ans, une attaque de goutte articulaire franche qui ne s'était plus reproduite. Je le vois et je le comprends aujourd'hui : sa gastralgie n'était qu'une goutte ayant changé d'organe, une goutte viscérale. Le frère de mon père est mort à 71 ans d'angine de poitrine : leur mère, ma grand'mère est morte de colique hépatique à l'âge de 81 ans.

Ma mère était grande et forte, elle est morte à 77 ans de congestion cérébrale, après avoir eu de nombreux accès de goutte articulaire franche. Son père était un goutteux de la plus belle eau, je ne l'ai jamais vu que plié dans la flanelle et presque toujours étendu sur son fauteuil de douleurs. Son beau-frère le Dr X. est mort de diabète à 70 ans. Toute ma famille a fourni une assez longue carrière, mais elle m'a laissé un héritage constitutionnel, *la mort*, que j'aurais bien fait d'accepter sous bénéfice d'inventaire. Je suis donc ce qu'on appelle, en style de finance, une bonne valeur arthritique.

Rentré de Paris en 1865 et soumis à un régime un peu plus succulent que celui des pensions bourgeoises du quartier Latin, je m'aperçus bientôt, mais sans m'en inquiéter, que mon vase de nuit, le matin, contenait une assez grande quantité d'acide urique ; les fatigues, les préoccupations d'une clientèle à créer me firent négliger ces preuves manifestes d'une diathèse héréditaire.

Jusqu'à l'année 1869 je n'avais éprouvé que des fatigues passagères inhérentes à la profession, lorsqu'une nuit je fus réveillé par de violentes douleurs dans le rein gauche avec retentissement testiculaire : un violent frisson avait précédé cette attaque néphrétique. Je gardai la fièvre et les douleurs pendant huit jours, urinant très peu et ne pouvant aller à la garde-robe, malgré les purgatifs les plus énergiques. La crise se termina par une abondante excrétion urinaire sans émission de graviers et de copieuses évacuations alvines. Je venais d'avoir certainement sur les reins une poussée aiguë congestive d'origine goutteuse. (Détail intéressant, à l'âge de 12 ans je me souviens parfaitement d'avoir éprouvé les mêmes symptômes.)

Je fus assez long à me remettre, mais enfin je revins à la santé et repris ma clientèle ; les souvenirs de famille revinrent à ma mémoire et je résolus de profiter de l'avertissement qui m'était donné.

Tous les soirs, avant de me coucher, je bus trois verres d'eau ; aux repas je prenais de l'eau et du vin, du café et, le soir, un verre de liqueur que je supprimai.

En 1875, je commençai à ressentir certaines fatigues dans les jambes ; le soir, en me couchant, je tombais dans mon lit comme une masse inerte ; j'avais peine à me mouvoir. La nuit, j'étais réveillé par des régurgitations acides qui se terminaient par des vomissements mais point de douleur à l'estomac, dans cette région un simple sentiment de pesanteur qui disparaissait en buvant un verre d'eau. Ces vomituritions m'inquiétèrent un peu ; mais, comme elles ne se reproduisaient qu'à de longs intervalles, je les eus bientôt oubliées.

Mes forces viriles, ces fameuses forces, dont la déchéance est une si grande préoccupation pour tous les malades, étaient languissantes, mais enfin la chute n'était point complète.

J'avais, à ce moment, de si constantes occupations qu'il ne me vint point à l'idée de m'en étonner. En 1877 je fus pris l'été d'une telle soif, que souvent il m'arriva de boire coup sur coup deux bouteilles de bière, ou 4 à 5 verres d'eau. Je les absorbais avec une telle avidité qu'un de mes confrère et ami, très fin observa-

teur, me dit : mais, mon cher, vous buvez comme un diabétique.
Cette observation me frappa et j'examinai mes urines qui contenaient 10 grammes de sucre par litre, et comme ma quantité
d'urine s'élevait dans les 24 heures à trois litres, c'était donc
30 grammes de sucre que j'excrétais.

Je fus attéré de ce résultat; mais me souvenant que j'avais mis
mes urines dans un vase qui avait contenu de la liqueur, je les
réexaminai le lendemain, l'analyse fut négative. Je n'avais à cette
époque qu'une connaissance très imparfaite de la glycosurie; ce
résultat me rassura pleinement et je ne pensai plus au diabète;
seulement je continuai à boire beaucoup d'eau.

De 1877 à 1879 j'avais engraissé, mais mes forces avaient diminué : j'étais lourd, vite fatigué, pris en été de soifs inextin-
guibles, des pesanteurs, des flatulences à l'estomac, des régurgitations acides, des migraines fréquentes, de violentes névralgies
cervicales, des démangeaisons à l'anus, des poussées d'eczéma
rubrum aux jambes et sur le sternum vinrent enfin compléter le
tableau symptomatique déjà si bien ébauché d'une affection que
je soupçonnais à peine à ce moment. J'étais constipé, mes garde-
robes étaient vert foncé et, à différentes reprises, j'avais été pris de
congestion hémorrhoïdaire très douloureuse : Toutes ces perturbations dans l'état de ma santé, je les attribuais à une perte ré-
cente qui m'avait atteint dans mes plus vives affections.

De 1870 à 1879, j'ai été 3 ou 4 fois à Vichy, et, après chaque
traitement, pendant lequel je n'ai eu à noter aucun incident, je
me suis toujours mieux porté, je revenais frais, dispos et plus
apte à supporter les fatigues de la profession.

Si je donne tous ces détails qui paraîtront peut-être inutiles et
oiseux, c'est afin de bien démontrer qu'avant 1879, depuis longtemps déjà, j'étais ce qu'on appelle aujourd'hui un glycosurique
intermittent.

Nous touchons au moment psychologique. Au mois d'août 1879,
en administrant le chloroforme à un de mes malades, je suis tout
à coup pris d'un évanouissement qui dure quelques secondes,
m'anéantit et me permet à peine de terminer l'opération. Je rentre
chez moi, et dans la journée, voulant relever mes comptes, je me
mets à un pupitre élevé qui m'obligeait à me tenir debout. J'éprouve
de telles douleurs dans les genoux, je suis pris de telles faiblesses
dans les jambes que je me vois forcé de renoncer au travail. Mes
fonctions génitales disparaissent absolument. Je perds l'appétit;

après le repas je suis lourd, fatigué et, dans ma voiture, je dors continuellement.

Il n'y avait plus à hésiter, je prie le pharmacien d'examiner mes urines; il constate du sucre en assez grande quantité mais sans le doser. Le lendemain, même opération, même succès. Je maigrissais, je me pesai : sur mon poids ordinaire, il y avait une diminution de seize livres. J'étais donc bel et bien glycosurique ! et alors tous les souvenirs précédents me revinrent à la mémoire. Ces coupures qui guérissaient difficilement, ces poussées eczémateuses, etc., etc.

Je partis le lendemain pour Vichy. Nous étions à la fin du mois d'août, la saison était pluvieuse, d'abondantes averses inondaient la ville, entrecoupées d'éclaircies et de coups de soleil qui, favorisaient les émanations paludéennes autrefois si fréquentes à Vichy. J'avais avec moi mon fils et un de mes clients et ami.

Tous les diabétiques qui se souviennent certainement du jour où pour la première fois on a trouvé du sucre dans leur urine, comprendront l'état de dépression physique et morale dans lequel je me trouvai. Je commençai immédiatement le régime et le traitement thermal. Un verre d'eau de la Grande Grille le matin ; deux verres des Célestins le soir et une douche froide. J'avais à peine commencé ce traitement, c'est-à-dire 4 jours après mon arrivée, que je fus réveillé vers les 2 heures du matin par un violent frisson : impossible de dormir, je transpirai, j'eus le diarrhée, précédée et accompagnée de borborygmes, point de douleurs, rien qui pût me faire soupçonner une lésion organique quelconque. Je pus me lever, sortir, mais je jugeai prudent de suspendre l'eau et les bains.

Vers dix heures, j'éprouvai une telle seusation douloureuse de la faim, qu'il me sembla que jamais je ne serais arrivé à l'hôtel pour déjeuner. Mon ami X... était sans appétit : sa part, la mienne, tout ce qui était sur la table disparut en un clin d'œil. J'avais demandé des viandes saignantes et du pain en flûte, ne voulant point essayer le gluten. Après le déjeuner, café et cognac. Mais j'avais toujours la fièvre, et mes amis me trouvèrent très changé, le teint légèrement ictérique et les sclérotiques jaunes. Vers 4 heures, je fus pris de bâillements, et les mêmes sensations douloureuses de la faim, de véritables crampes se renouvelèrent. Je fus obligé d'acheter un petit pain et de boire un verre de vin, sentant qu'il me serait impossible d'attendre le dîner.

Je fus réveillé le matin par le même frisson de la veille, les mêmes sensations douloureuses de la faim : je mangeai comme un ogre, et, à peine sorti de table, il me fallut remanger pour attendre le repas du soir; on me complimenta sur mon appétit, et, de fait, je dévorais avec un tel plaisir, trouvant tout bon, digérant si facilement que je me félicitais de cet heureux résultat produit par quelques verres d'eau de Vichy.

Et ma glycosurie il fallait bien y penser; je fis analyser mon urine par différents pharmaciens, ils ne trouvèrent ni albumine, ni sucre, et une quantité à peu près normale d'urée : 21 grammes. Tout allait donc pour le mieux, je n'avais qu'une glycosurie légère, qui disparaissait facilement quoique je suivisse un régime peu sévère, maugeant du pain en assez grande quantité et buvant quelques verres d'eau de Vichy.

J'avais continuellement la fièvre, je passais toutes mes nuits sans sommeil, mais j'étais si heureux de ne plus avoir de sucre que je m'inquiétais peu de cet état que je supposai de nature intermittente. Mon ami X..., qui depuis un mois ne buvait plus d'eau de Vichy, fut pris à table d'un tel accès de fièvre de forme cérébrale, que nous eûmes toutes les peines du monde à le transporter au dehors pour le faire respirer. Plusieurs personnes parmi mes connaissances furent dans les mêmes conditions, et je me souviens d'un diabétique avec lequel je causais souvent, qui partit de Vichy le lendemain, d'un accès qu'il avait eu comme moi vers les 2 heures du matin.

Le temps était très mauvais, la saison pluvieuse, beaucoup de malades avaient pris la fièvre : il n'y avait donc rien de surprenant que, me trouvant plus affaibli physiquement et moralement, je l'eusse contractée un peu plus fortement que les autres; elle avait pris chez moi la forme rémittente.

Après dix jours de séjour à Vichy, je fus rappelé dans ma famille. Les huit jours que je passai à X..., ne firent disparaître ni la fièvre, ni l'appétit. Ne me sentant pas trop fatigué, je revins à Vichy avec l'intention de suivre un traitement hydrothérapique : la quinine, les douches froides, rien ne put même atténuer et cette fièvre et cet appétit dévorant.

Quoique n'éprouvant aucune souffrance, l'inquiétude me prit, et je repartis de Vichy après un second séjour de quinze jours pendant lequel malgré la fièvre, je continuai l'eau de Lardy, à la dose de deux verres par jour. Rentré à X..., je repris ma clientèle, espérant que le mouvement, le changement d'air et les occupations dissiperaient cette fièvre, si violente, si persistante, et, il faut bien le dire, si extraordinaire, avec conservation, et même grande exagération de l'appétit.

J'avais de 110 à 120 pulsations, des exacerbations vers les 3 heures de l'après-midi, et à une ou deux heures du matin ; une sécheresse et une chaleur à la peau qui frappait tous ceux que j'abordais ; une insomnie à peu près complète, et, malgré cet appareil symptomatique effrayant, un appétit que rien ne pouvait calmer.

J'étais fatigué de manger, mais non rassasié ; j'avais une activité que les fatigues professionnelles ne pouvaient lasser.

Je pris pendant deux mois un gramme, 2 grammes par jour de quinine, sans être le moins du monde incommodé ; mais aussi sans retirer aucun bénéfice de cette médication. Comme je ne dormais pas, je pris à différentes reprises 20,25 centigrammes d'opium, sans pouvoir obtenir ce que je recherchais avec tant d'ardeur : le sommeil.

Je pris également de l'arsenic, dix granules par jour, pendant un mois. Je n'obtins rien, j'avais toujours la fièvre plus ou moins forte, suivant l'état de la température et les excès pantagruéliques auxquels j'étais condamné par ma maladie ; je buvais régulièrement à chaque repas un litre de vin vieux, du café, un petit verre de cognac ; je mangeais du pain, pas de farineux, pas de sucre ; mais des légumes herbacés, de la viande et du dessert, amandes, noix, fromage ; je fumais.

J'excrétais par 24 heures 3 à 4 litres d'urine jaune paille, qui, par le refroidissement, laissait déposer des urates en grande quantité. Traitée par la liqueur de Fehling, elle donnait le dépôt caractéristique d'oxyde de cuivre, la quantité de sucre ne dépassait guère 25 à 30 grammes par litre.

J'étais donc atteint de glycosurie, mais c'était une glycosurie bien étrange ; le doute m'a bien souvent envahi ; bien souvent je suis revenu aux farineux ; mais alors la quantité de sucre était tellement considérable, 100, 120 grammes qu'il fallait bien se rendre à l'évidence ; la quantité d'urée s'élevait à 28,30 grammes par litre, ce qui donnait, comme rendement dans les 24 heures, une moyenne de 100 grammes.

Dans l'intervalle des repas, je n'étais pas altéré, j'étais obligé de prendre du bouillon avec des œufs, mais je buvais rarement ;

ma langue était saburrale, présentant un fendillé caractéristique et une couleur noire centrale, mais point d'odeur aigrelette.

J'étais très constipé ; mes matières étaient noires, sèches ; j'avais des hémorrhoïdes souvent saignantes, et une démangeaison terrible à l'anus. Je n'avais d'aigreurs et de pesanteurs à l'estomac, que si expérimentalement j'abandonnais mon régime, et ces aigreurs disparaissaient du soir au matin aussitôt que j'étais revenu au régime que je suivais d'habitude et qui était loin d'être sévère.

Les coupures guérissaient assez difficilement ; j'avais souvent de petits furoncles, des hémorrhagies nasales, mais jamais d'anthrax. Les émotions plus encore que la fatigue augmentaient la quantité de sucre. Bien souvent, avant de faire une opération, j'ai examiné mon urine ; après l'opération, elle contenait une plus grande quantité de sucre.

J'avais une maladie bien extraordinaire : c'était bien la glycosurie, mais elle devait masquer une lésion organique quelconque que je m'attendais à voir surgir d'un instant à l'autre ; de quel côté apparaîtrait-elle ? Je ne savais, n'ayant aucun indice qui pût me faire mettre le doigt sur un organe plutôt que sur un autre. Je sentais bien en arrière, à droite, au niveau de l'omoplate, des fausses côtes, une petite douleur, mais c'était si passager que je n'y faisais point attention.

Tout l'hiver de 1879 à 1880, je pris des douches froides et environ 125 à 150 grammes de quinine, sans éprouver, comme je l'ai déjà dit, la moindre amélioration.

Nous arrivons au mois de juin 1880, sans autre incident notable que ce que je viens de raconter. Je travaillais beaucoup, et mon activité professionnelle ne s'était pas un instant ralentie.

En soignant mes malades, je contractai la scarlatine ; l'éruption se fit mal, nous eûmes même, au début, des doutes sur la nature de l'éruption ; c'était cependant bien la scarlatine, mais une scarlatine à poussées successives, qui se compliqua vers le 3e jour d'une congestion hépatique des plus intenses. Je devins jaune comme un citron, et mes urines présentèrent l'aspect franchement ictérique.

Dans la scarlatine, je n'avais jamais observé pareils symptômes ; mon foie était dur, volumineux, dépassant les fausses côtes de deux travers de doigt ; j'avais comme la sensation d'un cercle de fer qui m'étreignait lentement, et qui, infailliblement, allait m'étouffer. Je fus grandement effrayé de ce symptôme ; c'était évidemment la première manifestation de cette lésion organique que je redoutais depuis si longtemps. C'était un cancer du foie qui, sous l'influence du coup de fouet scarlatineux, allait évoluer avec la plus grande rapidité.

Il n'en fut rien, la jaunisse disparut après deux ou trois purgatifs, les urines redevinrent normales, très peu copieuses, le foie reprit ses dimensions normales, le rhumatisme scarlatineux suivit toutes mes articulations, et enfin, après un mois 1/2 de maladie, j'entrais en couvalescence.

Mais quelle convalescence ! Mes nuits étaient toujours sans sommeil, j'avais toujours la fièvre ; j'étais bien convalescent de la scarlatine, mais j'étais tombé dans l'état antérieur à la fièvre éruptive, à l'exception de la glycosurie, qui n'existait plus ; mes cheveux tombèrent, ainsi que les ongles des doigts de pieds, et des mains.

Les manifestations diabétiques cessèrent ; les urines redevinrent normales, elles ne contenaient ni albumine, ni sucre, et laissaient déposer au fond du vase de petites quantités de gros grains d'acide urique pur. Mes fonctions génitales reparurent, mais le besoin excessif de manger existait toujours ; je me crus guéri de la glycosurie, et j'allais bénir la scarlatine lorsque je me souvins que Scudamore avait dit que, pendant cette maladie, les manifestations diabétiques, simplement suspendues, reparaissaient quelque temps après sa guérison. Scudamore avait raison.

Je partis pour Cauterets au mois d'août, respirer l'air de la montagne, et prendre quelques douches chaudes. Je n'avais nullement l'intention de boire l'eau minérale ; depuis Vichy, j'avais à peu près renoncé à toute espèce d'eau ; de temps à autre, j'avais essayé soit de l'eau de Vals, soit les eaux de Pougues ou de la Bourboule, mais toujours l'état fébrile s'était aggravé, le sommeil avait été plus mauvais, et j'avais fini par renoncer à toute tentative de ce genre.

Je passai 20 jours à Cauterets et 25 jours à Saint-Jean-de-Luz sur les bords de la mer. Pendant mon séjour à Cauterets, malgré la ferme résolution que j'avais prise de cesser tout traitement, je bus par jour deux verres d'eau de Mahourat. Sous l'influence de cette eau, mes urines augmentèrent de quantité, la fièvre fut plus intense, je fis du sable, et je conservai mes forces génitales, quoique alimentairement je vécusse de la vie de tout le monde. Seulement, j'éprouvais une constipation bien plus opiniâtre que par le passé. Je me rappelle avec terreur ces défécations qui étaient un véritable accouchement ; je fus obligé de prendre avant chaque repas 1/2 verre d'Hunyadi-Janos, qui me permit d'accomplir sans trop de douleurs cette fonction.

Mes garde-robes de noires étaient devenues jaunes ; mais, à la fin de mes deux saisons, elles avaient repris leur coloration noire. Quoique. ne buvant plus d'eau de Mahourat, mes urines étaient revenues abondantes, le sable avait disparu, et disparus aussi le sens et la faculté génésique. La dose de sucre était de 30 à 40 gr. par litre. Bien entendu, pendant mon séjour aux eaux, la fièvre ne m'avait point quitté et mes nuits avaient été sans sommeil.

Vers la fin de septembre 1880, je repris mes occupations ; mes forces étaient revenues, j'avais engraissé, je mangeais et buvais avec le plus grand appétit ; mais, à partir de ce moment, un nouveau symptôme vint augmenter mes inquiétudes.

- La douleur que je ressentais en arrière, au niveau des fausses côtes à droite, devint permanente, et retentit dans l'omoplate. Mes garde-robes devinrent noires et grises, absolument comme dans la cirrhose. Comprenant enfin que le foie était en jeu, je me mis au lait.

Dans l'intervalle des repas qui étaient toujours aussi copieux, mais moins bien arrosés, je pris jusqu'à trois et quatre litres de lait, et me trouvais très bien de ce régime, qui fit presque disparaître le sucre. Mais, au point de vue de la quantité des urines, de la fièvre, et de la qualité des garde-robes, je n'obtins aucune amélioration. De noires et grises, mes garde-robes devinrent bientôt grises et blanches, et, vers le mois d'août 1881, elles étaient complètement blanches.

J'ai souvent pris de la quinine, de l'extrait de quinquina à la dose de 10 grammes, toujours sans résultat au point de vue de la fièvre, mais aussi sans fatigue cérébrale. La seule amélioration éprouvée était un peu moins d'agitation et un sommeil meilleur. Aussitôt la médication interrompue, l'insomnie reparaissait.

- J'avais toujours des hémorroïdes quelquefois fluentes, de vives démangeaisons anales, mais, depuis que mes garde-robes étaient complètement blanches et que je prenais beaucoup de lait, les évacuations étaient possibles et faciles sans le demi-verre d'Hunyadi-Janos.

Pendant les six ou huit premiers mois qui suivirent mon retour de Vichy, mes urines copieuses et jaune paille se troublaient par le refroidissement et laissaient déposer au fond du vase des urates en quantité ; depuis cette époque, elles ont été claires et ne se sont plus troublées par le refroidissement.

Avec le régime du lait pris entre les repas et depuis que les matières avaient changé de couleur, il existait toujours du sucre dans les urines, mais en si petite quantité que, chauffées avec la potasse, c'est à peine si elles changeaient de couleur. Par les écarts de régime serai-je parvenu à atteindre le chiffre colossal du début? Je ne le crois pas! mon foie était hypertrophié, il était dans les mêmes conditions que celui des calculeux hépatiques, il était engorgé, et on sait que dans cet état l'urine contient peu ou pas de sucre. De plus mes gencives, qui au début de ma maladie et après mon retour de Vichy étaient saignantes, molles, douloureuses, s'étaient raffermies et je n'avais plus de furoncles.

Au mois d'août 1881, je revins à Cauterets et sur les bords de la mer. Je bus quelques verres d'eau de Mahourat : il y eut récrudescence de fièvre, les fonctions génitales reparurent et je refis de l'acide urique comme l'année précédente.

Dans l'hiver de 1882, au mois de janvier, j'avais été douloureusement impressionné par la mort d'un de mes amis, le Dr X.; j'avais suivi sa maladie avec la plus vive sollicitude, et j'avais remarqué que, dans les deux derniers mois, ses garde-robes avaient présenté les mêmes colorations que les miennes. Son foie était devenu très dur et très douloureux, volumineux, et tous ces symptômes ne s'étaient montrés que consécutivement à une congestion pulmonaire, qui nous avait, ses collègues et moi, fort embarrassés au point de vue du diagnostic. Mon foie n'était point aussi volumineux que celui de mon confrère, je m'étais souvent fait palper. Cependant le lobe droit, difficile à atteindre, devait être tuméfié, car c'était dans cette région qu'existait la douleur.

J'étais donc atteint d'une affection hépatique semblable, qui chez moi avait débuté par cet organe, mais qui, certainement, franchissant cette limite, atteindrait d'autres organes, et amènerait la fin de toutes mes tribulations. Cette décoloration des garde-robes, je l'avais observée, non seulement chez les malades atteints de coliques hépatiques, mais aussi chez les hystériques.

Bien convaincu que la goutte articulaire et la colique hépatique ne font qu'un, j'avais administré pendant huit jours deux centigrammes de colchique à un de mes malades atteint de cette

affection, et, dans les déjections examinées tous les jours, j'avais
trouvé jusqu'à vingt-cinq calculs gros comme des petites noix,
bruns, mous et se laissant écraser comme du beurre. Bien souvent moi-même j'avais pris du colchique, et toujours j'avais obtenu
des garde-robes jaunâtres, des urines foncées, très notablement
diminuées de quantité et laissant déposer, après refroidissement,
de gros grains d'acide urique pur, adhérent aux parois du vase.
Mais voyant la fièvre augmenter et les sueurs se produire, j'avais
cessé cette tentative, ne sachant trop où me conduirait cette
médication.

Au mois d'avril je me rendis chez le D' X. auquel je racontai
très brièvement mon histoire pathologique, sans lui parler du
sucre ; il me conseilla de boire peu de vin, d'éviter les crudités
et de manger modérément.

Je revins à X., et je supprimai complètement le vin, le café,
l'eau-de-vie, et ne mangeai que des viandes blanches.

Dès le lendemain de cette suppression je n'avais plus de sucre,
je continuai l'expérience, malgré la fièvre qui augmentait, et les
sensations douloureuses de la faim qui allaient crescendo. Mais
les urines non sucrées ne diminuaient point de quantité. Je pris
la résolntion de revenir au colchique, guidé et entraîné dans cette
voie par les réflexions suivantes :

En liant les veines sus-hépatiques du chien on congestionne
le foie, et l'animal pisse du sucre. Donc la glycosurie est un symptôme de congestion du foie. En piquant le plancher du quatrième
ventricule on amène par paralysie des vaso-moteurs la congestion hépatique, et l'opéré pisse du sucre ; donc la glycosurie est
un symptôme de congestion du foie, et chez l'homme comme cette
congestion est sans fièvre, la glycosurie est un symptôme de
congestion apyrétique du foie. Mais de quelle nature est cette
congestion ? D'origine urique probablement, comme chez le
goutteux articulaire! Atteint, en effet, de congestion apyrétique du foie, j'étais parti pour Vichy, où sous l'influence
excitante des eaux, j'avais été pris d'une congestion aiguë,
absolument comme le goutteux articulaire est pris d'une crise
aiguë de goutte, à la suite de l'administration intempestive des
eaux de Vichy. J'avais eu le tort avec cet état fébrile de continuer, quoique à faible dose, l'eau minérale ; en un mot, j'avais
soigné par l'alcool et les excitants un accès de goutte aiguë hépatique.

2

Cette congestion aiguë, traitée par l'alimentation carnée à outrance, les légumes verts herbacés, les gibiers, les conserves, le fromage, les noix et les alcools, s'était traduite à la longue par des dépôts uratiques intra-hépatiques et une distension exagérée du foie. On obtenait avec le colchique l'élimination de ces dépôts, puisqu'à des malades atteints de coliques hépatiques on faisait rendre des quantités considérables de cette substance molle et brune ; il me paraissait donc rationnel de suivre cette médication.

Je me mis au lait, quatre litres par jour, aux potages, aux viandes blanches, et je pris 4 centigrammes par 24 heures d'extrait de semences de colchique. Nous étions au 1er mai 1882; sans préciser, sans indiquer les dates, je vais simplement noter les divers incidents de cette médication qui, poussée à outrance, trouvera peu d'imitateurs.

D'abord le sucre disparut complètement de mes urines qui devinrent très foncées, rares, un litre par jour, laissant déposer au fond du vase de grandes quantités de gros grains d'acide urique rouge. D'abondantes transpirations se déclarèrent, plus copieuses le matin vers 2 heures et le soir à 4 heures. Je ne pouvais faire un pas sans être inondé de sueurs ; la fièvre prit un accroissement extraordinaire, mes nuits se passèrent complètement sans sommeil, les sensations douloureuses de la faim s'accrurent, j'avais de véritables crampes d'estomac que je calmai avec du thé; mes garde-robes devinrent moins blanches; depuis un an j'avais engraissé, je maigris.

Tout cet appareil symptomatique était peu encourageant : ma famille mit tout en œuvre pour m'engager à interrompre une médication aussi effrayante par ses résultats. Je n'en fis rien, j'étais résolu à aller jusqu'au bout, c'est-à-dire à ne m'arrêter que lorsque les garde-robes seraient naturelles. J'avais, pour résister aux supplications si dévouées des miens, mes sensations. Chose étrange, avec cette déchéance réelle de l'organisme, jamais je ne m'étais senti mieux. A mesure que je rendais par les urines cette grande quantité d'acide urique, je sentais et mes nerfs se détendre et comme le soulèvement d'un voile lourd et épais qui depuis longtemps enveloppait mon cerveau. Mes fonctions génitales, à peu près endormies, se réveillaient comme d'un long sommeil, avec une activité que je ne leur connaissais point, même aux beaux jours de ma jeunesse. J'étais alerte, dispos, ne sentant point la fatigue qui, pour moi, n'était apparente que lorsque je me regardais dans un miroir; je passai ainsi tout le mois de mai, transpirant continuellement et ne dormant jamais, ayant un pouls incomptable, maigrissant à vue d'œil, et, malgré cet état général, menant la vie professionnelle la plus active qu'ait jamais menée médecin de ville et de campagne.

Vers la fin du mois de mai, comprenant qu'il m'était impossible avec mes occupations de continuer cette transpiration, je partis pour la campagne. A ce moment, mes garde-robes avaient une meilleure couleur, elles étaient grises et jaunes; en arrière, au niveau de l'omoplate, je ressentais, mais exagérée, la douleur que depuis longtemps j'avais sentie. A l'état aigu antérieur s'ajoutait un état suraigu. Je ne pouvais rester couché que sur le dos ou le côté gauche.

Arrivé à la campagne, je me livrai à un véritable entraînement. Trois ou quatre fois par jour, j'étais obligé de changer de chemise. Je faisais sans fatigue 20 kilomètres, mangeant peu, buvant cinq litres de lait; mes urines étaient toujours très foncées, rares et chargées d'acide urique; mes garde-robes repassaient par les mêmes teintes que j'avais constatées au début de ma maladie, mais en sens inverse; elles arrivèrent enfin vers le 15 juin à la coloration normale. Je n'avais pris de colchique que pendant trente-cinq jours sans dépasser la dose de 4 centigrammes.

J'avais enfin recouvré l'intégrité des fonctions hépatiques; je me sentais, chose extraordinaire, beaucoup mieux qu'avant cet entraînement, quoique j'eusse maigri de 25 livres.

Je voulus m'arrêter et remonter la pente en suivant un autre chemin, c'est-à-dire en ne vivant que de viandes blanches et d'eau. Mais j'étais lancé, il me fut impossible d'enrayer. Mes urines, de foncées, devinrent claires comme de l'eau de roche, ne déposant plus après refroidissement un atome d'acide urique; elles devinrent si abondantes, qu'à chaque instant il fallait prendre le vase et j'estime à 6 ou 8 litres la quantité d'urine que j'excrétais dans les vingt-quatre heures; elles ne contenaient pas de sucre, je ne pouvais plus faire un pas sans être pris de faiblesse et d'accès de fièvre d'une violence inouïe, accès qui débutaient par de bruyants borborygmes et se terminaient par d'abondantes transpirations; une diarrhée noirâtre avait remplacé la constipation et la coloration blanche d'autrefois.

Je m'alitai et, en même temps, je fus pris d'un tel appétit que toutes les demi-heures j'étais obligé de prendre soit du bouillon, de la viande crue, soit des œufs ; dans une seule nuit, je mangeais quinze œufs sans compter les boulettes de viande et le bouillon. Je voulus continuer le lait, tout en mangeant de la viande, mais il ramenait immédiatement une crise aiguë, comme du reste tout ce que je prenais ; j'y renonçai donc momentanément ; n'ayant plus de sucre dans les urines, je voulus revenir aux farineux, aux confitures, mais ces substances provoquaient de tels accès de fièvre, qu'il fallut y renoncer ; mes sueurs avaient une odeur de souris, absolument comme dans la fièvre typhoïde. Pour ranimer la circulation, je me faisais frapper les bras, les jambes ; chaque percussion, chaque pincée, provoquait une pétéchie.

Mes fonctions génitales, qui depuis deux mois allaient en augmentant de force et d'intensité, prirent un tel développement, que ce n'était plus du désir, mais une véritable frénésie ; j'étais atteint de priapisme, de satyriasis ; je ne pouvais sommeiller sans que ce repos relatif fût hanté par des rêves qui amenaient des pollutions : je ne pouvais éviter les rêves ; mais, éveillé, je résistais à cette fringale génésique qui, satisfaite, m'eût plongé plus avant dans la faiblesse.

Sydenham a dit que, pendant qu'il écrivait son traité sur la goutte, il sentait les douleurs augmenter et ses articulations se tuméfier. Combien plus sensible était mon foie ! la moindre tension intellectuelle augmentait la douleur hépatique et scapulaire. La fièvre redoublait, des borborygmes bruyants, pouvant être entendus de la chambre voisine de la mienne, se manifestaient et se terminaient par de nombreuses évacuations gazeuses anales. La moindre émotion m'anéantissait.

Comprenant qu'il fallait arrêter cet état suraigu, j'employai la quinine à dose jusqu'alors inconnue. Pendant vingt-cinq à trente jours, je pris jusqu'à 4 grammes de quinine et 10 grammes d'extrait mou de quinquina par jour, sans éprouver la moindre douleur de tête, le moindre soufflement d'oreilles. Je ne pouvais obtenir un peu de repos qu'avec cette dose. Mes urines devenaient claires comme de l'eau de roche et la fièvre cessait.

Ma congestion hépatique aiguë de nature goutteuse ne pouvait être traitée par les alcools, du moins je le croyais ; mais j'étais d'une telle faiblesse, que je fus obligé de recourir au vin vieux, concurremment avec les viandes, jus et œufs pris en quantité colosssale.

Sous l'influence de cette médication, mes urines diminuèrent de quantité, devinrent foncées et laissèrent à nouveau déposer au fond du vase une grande quantité de gros grains d'acide urique. J'entrai, à partir de ce moment, dans une série de crises aiguës qui s'annonçaient par des borborygmes, des urines claires -et abondantes, et se terminaient par des dépôts de gros grains d'acide urique. Crises sur crises, sueurs sur sueurs, urines troubles sur urines claires, j'atteignis tant bien que mal le milieu du mois d'août, sans sentir une grande amélioration. Je pouvais marcher, mais j'avais toujours la fièvre et mes garde-robes, qui avaient repris leur couleur normale, commençaient à remonter la série décolorée du début, c'est-à-dire me reporter à deux années en arrière. Me sentant moins faible, je me mis franchement à l'eau et fis venir la poudre de viande d'Adrian.

A partir de ce moment, je suspendis toute médication et n'em-ployai que le réparateur par excellence : l'aliment. Aux repas je pris des biftecks, des côtelettes, quelques légumes herbacés, du pain, de l'eau, peu de lait, et dans l'intervalle des repas 150 à 200 grammes de poudre de viande.

Je me tins aux poudres de viande et de lentilles, au grillé, au rôti et à l'eau. Grâce à ce régime, je dormis mieux, la sueur disparut à peu près, les garde-robes ne présentèrent plus cette coloration blanche d'autrefois; mais la langue conserva cet aspect saburral et fendillé, cette couleur noire au centre. Les urines, -quoique plus rares relativement, étaient toujours abondantes, déposaient de grandes quantités de gros grains d'acide urique. Pas trace de sucre. J'avais encore les accès de fièvre, mais bien moins forts, ils s'annonçaient par des borborygmes moins bruyants et de courte durée; il me semblait enfin que j'assistais aux derniers grondements d'une chaudière en ébullition.

Mon appétit, quoique moins désordonné, était toujours colossal, et, dans l'intervalle des repas, j'étais pris de faiblesse et obligé de manger. Comme mes urines contenaient toujours de grandes qnantités d'acide urique, pour modérer cette élimination je repris 6 grammes par jour d'extrait de quinquina et un gramme de quinine. Sous l'influence de cette médication, l'acide urique disparut à peu près, mais mes garde-robes se décolorèrent complètement, furent moins faciles. Les urines claires ne contenaient point de -sucre. Les borborygmes cessèrent, la langue resta noire au centre, -et la fièvre persista.

A la quinine je voulus adjoindre l'eau-de-vie à la dose de 75 grammes par jour. Ces deux puissants toniques suspendaient l'élimination de l'acide urique, mes urines devenaient claires comme de l'eau de roche, très abondantes ; mais l'alcool augmentait considérablement la constipation ; mes garde-robes faciles, jaunâtres avec la quinine seule, devenaient dures ovillées, plus décolorées, et l'expulsion de ces cybales souvent impossible.

Telle a été la première phase de ma maladie, les espérances de guérison que j'avais conçues, et le traitement que j'ai suivi. Je n'avais plus que de légères transpirations après mes repas ; j'avais engraissé, je pouvais sortir, faire d'assez longues promenades, et reprendre mon service d'hôpital ; nous étions au mois de janvier 1883.

Mais la guérison était encore bien éloignée ; les urines abondantes se troublaient par le refroidissement et laissaient déposer une grande quantité de gros grains d'acide urique, aussitôt que j'interrompais la quinine et le quinquina ; mes nuits moins agitées étaient traversées par de longues heures d'insomnies, et j'etais toujours tourmenté par ce besoin incessant et si pénible de manger.

Dans cette course folle à la poursuite d'une guérison qui s'éloignait à mesure que j'avançais, je compris que jamais je n'atteindrais le but.

Les résultats obtenus chez les phtisiques par l'alimentation forcée m'avaient engagé dans une voie sans issue, qu'il fallait se hâter d'abandonner si je voulais guérir. Il devait exister un *modus vivendi* plus en harmonie avec les préceptes de sobriété tant préconisés par Cornaro, ce légendaire goutteux vénitien qui, à l'âge de trente-cinq ans, atteint de la goutte, avait si profondément modifié son régime, qu'il était parvenu à cent ans, sans infirmité. Telles étaient les réflexions qui m'engagèrent à changer de régime.

Plus je mangeais, plus j'avais envie et besoin de manger ; le lait même pris en certaine quantité ramenait les borbarygmes, le besoin de manger, mais beaucoup moins que les viandes noires.

Dans son traité sur la goutte, Garrod a dit qu'il ne fallait point tenir compte des fausses sensations de la faim éprouvées par les malades ; ce n'était point une fausse sensation de la faim que j'éprouvais, mais bien un réel besoin, une impérieuse nécesssité qui m'obligeait à toujours manger pour réparer les pertes que je faisais en acide urique. Mais plus je mangeais des viandes noires, plus je fabriquais de gros grains d'acide urique, et cet acide, je le trouvais dans mes urines, lorsque je ne prenais ni alcool ni café, ni quinine qui en suspendît l'élimination.

- Avec l'alcool, le vin, le café et la quinine je serais certainement parvenu à suspendre cette élimination, comme je l'avais déjà fait après mon retour de Vichy, mais je n'aurais réussi qu'à emmagasiner les urates dans mon foie. Il fallait donc arriver à faire moins d'acide urique. Je résolus de supprimer complètement les viandes noires, les fruits, les farineux et le sucre.

C'était une alimentation mixte empruntée au traitement de Garrod dans la goutte, et au traitement classique des diabétiques.

Le matin, à mon réveil, je pris une tasse de lait, à onze heures deux œufs à la coque, une aile de poulet ou une côtelette de veau grillé ou rôti, du fromage à la crème, une pomme cuite que je fus obligé de supprimer, une flûte de pain de 5 centimes, et comme boisson de l'eau.

J'avais un appétit insatiable : dès les premiers jours qui suivirent cette modification dans mon régime, je m'aperçus que je n'avais plus envie de manger dans l'intervalle des repas, que mes nuits étaient moins agitées, mes urines moins chargées d'acide urique. Les gros grains d'acide urique étaient remplacés par une poussière urique jaunâtre, impalpable, non adhérente aux parois et au fond du vase.

Dans la période de suralimentation j'avais essayé le café, et il m'avait semblé qu'il ramenait les crises aiguës. Supposant que ces crises aiguës étaient dues à la quantité et à la qualité nutritive absorbée, je revins à ce tonique et à la quinine, 0,50 centigrammes par jour, dans le but de modérer l'élimination urique et d'atténuer la faiblesse qui en était la conséquence. Le résultat de ce traitement fut immédiat ; je suspendis l'élimination urique, j'eus moins envie de manger, dans l'intervalle des repas ; la fièvre cessa.

- J'étais donc réduit à la nourriture la plus élémentaire. Au mois de janvier, par le fait de la suralimentation j'avais engraissé, je remaigris ; mes urines abondantes et chargées de gros grains d'acide urique rouge, devinrent foncées simplement, très peu copieuses, 1 litre ; le sommeil revint, la fièvre disparut ; je n'avais plus faim dans l'intervalle des repas ; en un mot, j'étais guéri, mais à quelles conditions : si je changeais la nature de l'alimentation, sans augmenter sa quantité, après le repas j'éprouvais le besoin de manger, j'avais de la fièvre, des borborygmes, une légère douleur hépatique, des urines abondantes chargées de gros grains d'acide urique rouge, et pas de sommeil.

Si je revenais à mon régime, la fièvre, les borborygmes cessaient, et les gros grains d'acide urique étaient remplacés par une poussière urique, véritable fécule urique. Je voulus fumer : une simple cigarette, en l'absence de tout excès alimentaire, ramênait la faim, la fièvre, les borborygmes, et des grains d'acide urique rouge, bien plus abondants, mais moins volumineux que ceux des viandes rouges.

Je voulus ne vivre que de lait : j'éprouvai à un degré bien moindre les sensations douloureuses de la faim que si j'avais pris des viandes rouges ; mes urines abondantes contenaient moins d'acide urique, et cet acide était fin, impalpable, ayant absolument le même caractère que celui produit par les viandes blanches.

Une trop grande fatigue, les émotions, ramenaient immédiatement les borborygmes et la faim, des urines abondantes chargées d'une grande quantité d'acide urique rouge fin. Je sortais, j'avais repris mes occupations, je menais une vie assez active, sans trop m'apercevoir de ma maladie ; il n'y avait que l'alimentation qui me ramenait à la triste réalité.

Depuis un mois que je suivais ce régime, il me semblait qu'il y avait progrès, je mangeais beaucoup, sans éprouver cette sensation pénible de la faim que me donnait la viande noire.

Cornaro, pendant 65 ans, n'a jamais pu dépasser une certaine dose alimentaire ; sans avoir à se repentir de cet excès, et quel excès ! un jaune d'œuf ajouté à la dose quotidienne qu'il s'était imposée.

Mais Cornaro ne se préoccupait que de la quantité et nullement de la qualité nutritive ; il buvait du vin, du café et n'avait qu'un souci, éviter de dépasser en solides ou liquides le poids de 32 onces. La qualité jointe à la sobriété me vaudrait-elle une existance plus compatible avec les exigences sociales ? Me conduirait-elle à formuler un traitement réellement pratique de la glycosurie ; traitement qui ne nécessiterait pas les 300 000 livres de rentes de notre Vénitien? Cornaro évitait les émotions, ne s'occupait que de travaux intellectuels gais, de musique, de peinture, évitait le froid et le chaud, ayant un appartement pour chaque saison, vivant de privations au milieu de la plus grande abondance et ne jouissant que du plaisir de vivre.

Ce régime, ce traitement excellent, mais sans portée pratique, est une de ces précieuses chinoiseries bonne à mettre dans les vitrines de l'histoire; il fallait donc chercher, en dehors de ce modèle me condamnant à l'immobilité, un traitement qui me conduisît à une véritable guérison.

Dans cette période de ma maladie je voulus prendre la liqueur de Fowler à la dose de 5 gouttes matin et soir; ces dix gouttes m'affaiblissaient tellement que je renonçai à leur usage. Un autre jour, je bus dans la matinée un verre d'eau de Vichy; les borborygmes se produisirent immédiatement, mes urines devinrent très abondantes, très chargées d'acide urique, j'eus la diarrhée, j'éprouvai de violentes coliques, je devins si faible que je me crus arrivé à mon dernier moment. Je pris 60 gouttes de laudanum sans éprouver le moindre soulagement; il n'y eut que la quinine à la dose de 1,50 qui me ramena pour ainsi dire de trépas à vie, qui me calma.

Le régime, que j'ai suivi pendant près de six mois, se composait donc de viandes blanches grillées ou rôties, d'œufs, d'épinards, de chicorée, de soles, de merlu, de pain, de 25 centigrammes de bromhydrate de quinine avant chaque repas et d'eau. Je ne prenais absolument que du bouillon de poulet et de veau, du pain en petite quantité, mais des viandes blanches et les légumes susindiqués en assez grande abondance pour satisfaire un appétit qui n'avait rien d'exagéré.

Grâce à cette alimentation, j'étais guéri, c'est-à-dire que mes urines étaient peu abondantes, sans gros grains d'acide urique, mon appétit normal et régulier, le sommeil bon, et je n'étais pas tourmenté dans l'intervalle des repas par ce besoin de manger si pénible et si fatigant que j'éprouvais depuis mon retour de Vichy.

J'étais d'une maigreur excessive, d'une pâleur cadavérique, d'un aspect vraiment effrayant, quoique assez vigoureux et actif pour faire d'assez longues promenades, voir quelques malades, réduire des luxations difficiles et faire des accouchements avec le forceps.

Si je me considérais à certains moments comme guéri, je sentais au fond que cette guérison n'était que relative : car, lorsque j'essayàis aussi peu que ce fût d'enfreindre mon régime, j'étais pris d'une faiblesse excessive et du besoin de manger après mon repas ; mes urines devenaient très abondantes, déposaient de gros grains d'acide urique rouge, et j'étais obligé pour suspendre cette élimination qui m'affaiblissait, de doubler la dose de bromhydrate de quinine.

Si j'abandonnais la quinine sans changer de régime, je devenais d'une faiblesse excessive, mes urines se chargeaient non pas de gros grains d'acide urique, mais d'une abondante poussière urique très fine ; la quinine était donc un véritable aliment d'épargne que je me voyais condamné à absorber le reste de mes jours.

- Remarque assez curieuse : dans cette période d'expérimentation, la quinine prise régulièrement et à forte dose avait fait repousser mes cheveux qui étaient tombés et qui sont restés cassants à partir du moment où j'ai cessé la quinine.

J'avais assez longtemps expérimenté ce régime des viandes blanches, il fallait sortir de cette situation ; mais avant d'entreprendre un nouveau traitement, je voulus bien me rendre compte et savoir pourquoi les fruits, les légumes, les farineux, les sucreries étaient nuisibles aux glycosuriques...

Dans cette voie nouvelle, j'allais marcher de surprises en surprises ; mais laissons parler les faits. Toujours soumis à mon même régime des viandes blanches et de la quinine ; je mangeai à la fin du repas une certaine quantité de cerises ; j'éprouvai le besoin de manger, je devins faible, j'eus des borborygmes, mes urines augmentèrent de quantité, et aux parois et au fond de mon vase adhéraient de grandes quantités de gros grains d'acide urique rouges. Pour remédier à la faiblesse consécutive à cette élimination j'augmentai la dose de quinine et je supprimai les cerises.

L'ordre rétabli, c'est-à-dire mes urines peu abondantes, chargées d'une très fine poussière urique, mon appétit normal, je passai aux fraises. Immédiatement après le repas j'éprouve une grande faiblesse, un vif besoin de manger, de bruyants borborygmes se produisent, et dans mes urines très abondantes je trouvai les gros grains d'acide urique en plus grande quantité qu'après avoir mangé des cerises.

Usant des mêmes précautions, je passai ainsi successivement en revue les groseilles, les pommes, les poires, les légumes verts, tels que choux, haricots verts, asperges, céleri, et je constatai que, parmi les fruits rouges, les fraises et les groseilles produi-saient la plus grande quantité de gros grains d'acide urique et que parmi les pommes, poires, prunes, raisins, la pomme acide occu-pait le premier rang ; parmi les légumes aucun n'égalait en richesse urique l'asperge, le choux ; venaient ensuite le haricot vert, le céleri, etc.

Quoique fatigué par ces expériences, je m'engageai plus avant dans une voie si riche en observations intéressantes. Je mangeai la partie charnue d'une côtelette de mouton équivalente à peine au quart de la viande blanche que j'avais l'habitude de prendre à chaque repas. Presque immédiatement après le repas, je fus pris d'un appétit colossal, mes urines devinrent très abondantes, j'eus des borborygmes, non pas de l'acide urique, mais des flots de gros grains d'acide urique, inondèrent mon vase de nuit, je fus obligé de tripler la dose de quinine pour tempérer la faiblesse consécutive à cette élimination. Fruits et légumes n'étaient donc nuisibles dans la glycosurie que par la quantité des gros grains d'acide urique qu'ils produisaient ; combien à plus forte raison les viandes noires devaient être contraires aux diabétiques.

Les pommes de terre, les châtaignes, la bouillie de maïs, augmen-taient considérablement la quantité des urines, les gros grains d'acide urique étaient excessivement abondants ; la bouillie de maïs surtout produisait de si gros grains d'acide urique que mes reins étaient fortement endoloris par ces masses de sable.

Les aliments solides passés en revue, j'essayai l'eau de vie, et je constatai qu'elle augmentait considérablement la quantité des urines, mais elle ne provoquait point des borborygmes, j'avais faim, et mes urines claires comme de l'eau de roche, contenaient peu d'acide urique ; seulement mes garde-robes devenaient blan-ches. Avec la quinine mes urines étaient moins abondantes et mes gardes-robes n'étaient pas blanches.

Le lait augmentait considérablement la quantité des urines, mais son action anti-dénutritive, ou d'épargne est tellement puis-sante que c'est en très petite quantité que je trouvais dans mon vase de nuit la poussière urique fine qu'il provoquait et je n'éprou-vai que très peu la sensation de la faim que me donnait la viande noire.

Le café comme la quinine n'augmentait pas la quantité des urines ; l'acide urique produit différait peu comme quantité et grosseur de celui de la quinine et je n'éprouvais point cette sensation de la faim des viandes noires. Il en était de même du vin pris en petite quantité et du sucre, mais non pas du glucose, qui augmentait considérablement les gros grains d'acide urique.

Vous remarquerez que si les substances que nous venons de passer en revue produisaient des borborygmes, de gros grains d'acide urique, des urines abondantes, l'analyse chimique ne révélait point à ce moment la présence du sucre dans l'urine.

J'avais assez expérimenté, je savais du reste tout ce que je voulais savoir : il me sembla alors que j'avais commis une grande erreur thérapeutique en prenant le colchique en mai 1882. A cette époque en effet, grâce à une alimentation exagérée, j'allais peut-être triompher d'un engorgement du foie à l'état aigu provoqué en 1879 par les eaux de Vichy : cet engorgement du foie et les coliques hépatiques consécutives m'auraient probablement mis sur la voie du diagnostic et du traitement, lorsque, entraîné par une fausse analogie, l'action bienfaisante du colchique dans les crises de goutte articulaire, je m'étais avec cette substance replongé dans un état aigu bien plus grave que celui provoqué par les sels de Vichy.

Je crus qu'il fallait faire de l'acide urique, c'est-à-dire du sang, retenir cet acide dans le foie au moyen de l'eau-de-vie, du vin et du café, faire feu de tout bois pour obtenir ce résultat, mais surtout utiliser le lait, les œufs, les viandes noires, et une fois le sang reconstitué, ce qui certainement s'annoncerait par la cessation de la fièvre et la présence du sucre dans les urines, revenir alors aux viandes blanches, aux légumes herbacés sus-indiqués et prendre peu de vin et de café...

Je suis donc revenu aux viandes rouges, au vin, au café et à l'eau-de-vie : aussitôt mes urines très abondantes ont laissé déposer des quantités énormes de gros grains d'acide urique ; mais alors, en proie à un appétit colossal, j'ai été dans l'obligation de prendre une si grande quantité d'aliments solides que mon estomac, pliant sous l'effort digestif, allait infailliblement succomber à la peine si je n'avais trouvé un moyen de prendre sous un petit volume une abondante nourriture. J'avais essayé des poudres de viande, je ne voulus pas les utiliser à nouveau et je préférai les peptones liquides, mélangées au vin de Malaga...

Vin, café, viandes noires, légumes de toute sortes, lait, œufs et suralimentation par les peptones liquides, souvent quinine à forte dose: tel est le régime qui, suivi pendant six mois, avait ramené le sucre dans mes urines :

« Mes garde-robes étaient naturelles, faciles ; bien souvent dans « cette période elles avaient présenté la coloration blanche des pre- « miers temps de ma maladie. La constipation à ce moment avait été « opiniâtre et de courte durée, l'espace d'un repas à l'autre ; sous « l'influence de l'alimentation, coloration normale et facilité des « garde-robes avaient promptement reparu, mais à chaque fois « il m'avait semblé que dans le foie je venais de vaincre un obs- « tacle, j'avais éprouvé une légère douleur hépatique, et, sur « les matières moulées blanches, j'avais remarqué des striés « roussâtres, couleur sucre d'orge, analogues aux crachats pneu- « moniques. »

J'avais engraissé, mais je ne dormais pas mieux ; j'avais toujours la fièvre, et mes urines très abondantes, 4 à 5 litres dans les 24 heures contenant 50 à 60 grammes de sucre par litre, laissaient déposer presque immédiatement après leur émission de grandes quantités de gros grains d'acide urique rouge ; je supprimai alors les viandes noires et le lait, et j'essayai de nouveau le régime des viandes blanches.

Je pris donc des viandes blanches, des œufs et les substances herbacées que vous connaissez ; je bus du vin et, du café et à chaque repas, 30 centigrammes de bromhydrate de quinine. Grâce à cette alimentation, je dormis, je fus sans fièvre, le sucre disparut de mes urines qui devinrent peu copieuses : à peine un litre dans les 24 heures, très foncées, avec dépôt de poussière urique fine non adhérente au vase. Mais aussitôt que je sortais de ce cercle nutritif des plus étroits, si, par exemple, je prenais du bœuf ou du mouton, après le repas j'avais la fièvre, j'éprouvais le besoin de manger, mes urines étaient plus abondantes, foncées, sucrées, avec dépôts considérables de gros grains d'acide urique rouge. Je dormais moins bien ; en un mot l'état aigu se reproduisait.

Ce nouvel état compatible avec une existence même assez active, n'était la santé qu'à une condition ; manger toujours des viandes blanches. J'étais obligé de beaucoup m'observer pour éviter à mes reins, les douleurs, les pesanteurs consécutives à ces grandes débâcles d'acide urique. Après huit jours de cette existence pendant lesquels mes urines avaient été peu abondantes, peu chargées, sans sucre, je voulus revenir aux viandes noires, en augmentant les doses de vin et de café, afin de savoir si ce

changement provoquerait simplement des urines abondantes sucrées, sans les dépôts d'acide urique, comme chez les autres diabétiques : il n'en fut rien ; les urines, les dépôts d'urates furent
tout aussi considérables et le sucre très abondant ; le besoin de
manger dans l'intervalle des repas se fit de nouveau sentir ; *je
poussai même l'expérience si loin que tout mon corps se couvrit d'urticaire.
Je passais mes nuits sans sommeil, j'éprouvai de vives démangeaisons,
des douleurs rénales, et je fus tourmenté par de longues et douloureuses
érections.*

Il était inutile d'insister, je suis donc revenu aux viandes
blanches avec l'idée bien arrêtée, de ne plus enfreindre de longtemps ce régime.

Quand et comment devait se terminer cette situation chronique, toujours en état d'imminence aiguë ? Au mois de septembre 1882, une de mes malades âgée de 58 ans, atteinte d'hypertrophie considérable du foie, et de coliques hépatiques consécutives, m'était revenue de Vichy avec un état aigu, qui présentait
beaucoup d'analogie avec les symptômes que j'observais sur moi
lorsque je mangeais des viandes noires, à l'exception des coliques
hépatiques que je n'avais point : *insomnie, fièvre urticaire*, démangeaisons, urines très abondantes, avec dépôts considérables de
gros grains d'acide urique rouge et 10 grammes de sucre par
litre. Chaque fois que ma malade mangeait des viandes noires,
elle éprouvait un appétit colossal, était prise de coliques hépatiques, ses urines augmentaient en quantité, étaient sucrées, plus
chargées — et, à différentes reprises, je fus obligé d'ouvrir
d'énormes abcès.

J'instituai le traitement suivant : bouillon de veau et de volaille, viandes blanches grillées ou rôties, épinards, chicorée,
30 centigrammes de bromhydrate de quinine à chaque repas;
privation absolue de vin, de café et de dessert. Ce régime, rigoureusement suivi pendant trois mois, enraya l'état aigu et produisit
une amélioration telle qu'au mois de juin 1883 elle put revenir à
Vichy, à la grande surprise du docteur X qui pensait ne plus la
revoir.

Comment la guérison s'était-elle effectuée ?

Sous l'influence de la quinine, le foie s'était reconstitué sans
crises hépatiques, et ce que je n'avais pu obtenir avec la quinine
en continuant les viandes noires, je l'obtins avec le même remède
et les viandes blanches.

Son foie distendu par l'acide urique non transformé, sous l'influence du régime, avait subi un retrait qui l'avait ramené à son volume à peu près normal. Cet organe, qui s'étendait jusqu'à la rate et bien au-dessous de l'ombilic, aujourd'hui fin mai 1896, dépasse à peine le rebord des fausses côtes, et est à peu près insensible; ses cheveux, qui étaient tombés, ont repoussé; elle n'est point grasse mais a bon teint, et le rajeunissement est tel qu'il frappe et étonne ceux qui l'ont connue, et qui peuvent comparer l'état antérieur à l'état actuel. Sa santé aujourd'hui est excellente, mais elle ne vit absolument que de viandes blanches grillées ou rôties, d'œufs, d'épinards, de fromage à la crème, d'une tasse de lait tous les matins. Elle prend du café et du vin en très petite quantité, mais elle peut manger des viandes noires sans que ses urines sucrées soient chargées d'acide urique et sans entendre les borborygmes.

Cette guérison complète, obtenue par ma malade, était pour moi un encouragement à persévérer dans le régime qui lui avait si bien réussi. Cette malade, ayant abandonné tout régime, est morte phtisique en 1897 au mois de mars.

J'ai donc suivi, sans interruption pendant six mois, le régime des viandes blanches grillées ou rôties, des œufs, des poissons, sole, merlue, de la chicorée, des épinards, du fromage à la crème légèrement sucré et arrosé de deux cuillerées à café de rhum, buvant à chaque repas un verre de vin, au déjeuner une tasse de café sans sucre, le matin un bol de lait, et dans la journée un second bol de lait, mangeant du pain sans trop surveiller la quantité. Avec cette alimentation, mes urines étaient peu abondantes 1 litre 1/2 par 24 heures, sans sucre, foncées, laissant déposer, presque immédiatement après l'émission, une grande quantité de poussière urique fine, non adhérente au vase, toujours plus abondante ainsi que les urines, la nuit que le jour. J'avais un excellent appétit, mais, dans l'intervalle des repas, je n'éprouvais point le besoin de manger. J'étais sans fièvre, la langue bonne, sans enduit saburral, mes garde-robes naturelles, et les reins non douloureux. J'avais un bon sommeil.

Après six mois de cette existence, j'essayai de nouveau les viandes noires; immédiatement les urines devinrent abondantes, 4 litres, foncées, sucrées, chargées de gros grains d'acide rouge; les borborygmes très bruyants se reproduisirent, ma langue se chargea d'un enduit saburral très épais, mes garde-robes se décolorèrent; j'eus de la fièvre, de l'insomnie et faim dans l'intervalle des repas. La quantité alimentaire, absorbée et déversée dans le foie sous forme d'acide urique, était colossale. Malgré tous ces symptômes défavorables, je sentis qu'une grande amélioration s'était produite. Mon foie, probablement revenu en grande partie sur lui-même, reconstitué anatomiquement, était peu douloureux ; il transformait en partie les gros grains d'acide urique ; mes urines étaient moins chargées ; en continuant l'expérience, l'urticaire ne se produisit point.

Je revins à mon régime que je continuai encore six mois puis je réessayai les viandes noires, qui ramenèrent les borborygmes, la polyurie, le sucre, la faim, la fièvre et les gros grains d'acide urique, mais en bien moindre quantité que dans l'expérience précédente; j'avançais, mais très lentement, vers la guérison.

Je repris mon régime des viandes blanches; mais, quoique le suivant avec la plus scrupuleuse exactitude, je m'aperçus que mes urines, moins foncées, moins chargées de poussière urique fine, étaient plus abondantes et contenaient du sucre en assez grande quantité, 25 à 30 grammes par litre. A partir de ce moment, la glycosurie *persistante* se présenta avec les mêmes alternatives d'accroissement et de diminution que chez les diabétiques ordinaires; mais, si je ne sortais pas de mon régime, je n'avais point faim dans l'intervalle des repas, j'étais sans fièvre, je dormais; mes ongles et mes cheveux n'étaient pas cassants, et mes urines, réduites à la quantité de 1 litre 1/2, sucrées, déposaient, après refroidissement, une petite quantité de poussière urique très fine qui diminuait de quantité et de volume, à mesure que j'avançais, la presbytie, naturelle à mon âge, disparaissait complètement et je pouvais lire à la lumière sans lunettes.

Enfin, après neuf années de cette existence, c'est-à-dire au mois de janvier 1891, alors que mes urines réduites à la quantité de 15 à 1600 grammes d'une densité oscillant entre 25 et 30, foncées, contenant 20 grammes de sucre, laissaient déposer une petite quantité de poussière urique très fine, je voulus manger du cochon, de la charcuterie, des fraises, des champignons, des conserves; je devins faible, j'eus faim, envie de dormir; mes urines furent plus foncées avec dépôts abondants de poussière urique très rouge et, en même temps, à la face et au col se produisirent d'énormes furoncles; j'avais la fièvre, mon pouls était agité, la nuit j'entendais de légers borborygmes. Je voulus boire de la bière, mes urines devinrent très foncées, chargées d'acide urique; j'eus soif, et mes reins et mes genoux devinrent si douloureux, si faibles, que je fus obligé de m'abstenir de sortir.

Dans les six premiers mois de cette année, je fus astreint à la plus rigoureuse observation du régime, car la moindre infraction provoquait toujours, à la face et au col, l'apparition d'énormes furoncles, de véritables petits anthrax très douloureux et longs à guérir.

A cette période de ma maladie, le bœuf et le mouton produisaient les mêmes symptômes morbides, mais bien moins rapidement que les conservés, les haricots verts, la charcuterie et les autres substances que j'ai énumérées plus haut.

A cette même période, je fus obligé de supprimer les deux cuillerées à café de rhum que je mettais dans mon fromage à la crème ; mes furoncles animés, rouges, non suppurants, ne disparurent qu'après cette suppression, mais je conservai la glycosurie.

Enfin, après dix années de cette existence, si je me tenais bien à mon régime, mangeant suivant mon appétit du veau, de la volaille, des œufs, de la chicorée, des épinards, du fromage à la crème peu sucré, du pain, des potages au pain, tapioca, buvant le matin une tasse de lait, du vin (une bordelaise me faisant trois repas), une tasse de café le matin au déjeuner, ne prenant jamais d'alcool, mes urines réduites à la quantité de 2 litres, d'une densité oscillant entre 1,020 et 1,035, ne contenaient guère que 15 à 20 grammes de sucre par litre; elles étaient foncées et ne laissaient déposer après refroidissement qu'une très petite quantité de poussière urique très fine. Je n'avais point faim dans l'intervalle des repas, je ne buvais jamais, je dormais très bien, mes ongles et mes cheveux n'étaient point cassants; je n'avais ni faiblesses ni douleurs dans les jambes, je lisais sans lunettes de presbyte, j'exerçais facilement ma profession, évitant la marche en été pendant les fortes chaleurs, l'humidité en hiver, n'ayant jamais la moindre douleur, pouvant fournir une assez forte somme de travail, sans fatigue, en un mot me portant assez bien.

Mais, si je veux sortir de ce régime, manger surtout des conserves, du cochon, des viandes noires, certains légumes verts, en un mot vivre de la vie *classique du diabétique*, j'entends la nuit de très légers borborygmes, mes urines sont plus abondantes, plus sucrées, d'une très forte odeur de pomme reinette, contenant une certaine quantité d'acide urique très fin, véritable *fécule urique très rouge*, mais non plus ces masses énormes de gros grains d'acide urique. Je me sens faible; j'ai faim, soif; mes gencives deviennent rouges, douloureuses; mes jambes, mes genoux sont douloureux ; mes cheveux et mes ongles cassants, tombent ; je dors mal, j'ai souvent envie de dormir dans la journée.

Si je continue ce régime, mon foie est sensible, ma langue saburrale, mes urines fortement odorantes et je sens que facilement les furoncles se produiraient, et il m'est impossible de mettre un pied devant l'autre. Pendant toute cette période passée, je n'ai jamais eu la moindre douleur, à part cette sensibilité spéciale du foie que j'ai mentionnée et des douleurs généralisées si je mangeais en grande quantité des *haricots verts*. Je ne me suis jamais enrhumé, les refroidissements, l'action de la chaleur, de la fatigue se sont toujours traduits par une plus ou moins grande quantité d'acide urique dans les urines. Tels sont les symptômes observés jusqu'au 1er juin 1893.

Mais, à ce moment, où mes urines contenaient peu d'acide urique ; m'étant dernièrement refroidi, enrhumé, j'ai eu la fièvre; mes garde-robes sont devenues blanches, mes crachats ont pris mauvais aspect, mauvaise odeur, j'ai été obligé de me tenir strictement à mon régime. Les viandes noires me faisaient tousser, cracher du sang, preuve évidente aussi palpable que possible de leur action nuisible dans la glycosurie.

Je n'ai eu qu'à supprimer tous ces aliments pour revenir rapidement à la santé. Ce dernier incident n'a pas été sans beaucoup m'inquiéter mais sa disparition rapide m'a rassuré.

Actuellement j'ai très bon appétit, je dors bien, je suis sans fièvre, mes garde-robes sont naturelles, faciles et régulières. Mais, aussitôt que je veux revenir à la vie classique du diabétique, je vois se reproduire, *excessivement* atténuée et sans fatigue, la série des symptômes que j'énonce plus loin.

Mon foie se reconstituera-t-il complètement et reviendrai-je absolument à l'état glycosurique ordinaire? Je le crois, car qui a pu le plus peut le moins. Mais, si mes urines redevenaient absolument claires comme celles des glycosuriques ordinaires, sachant par une longue expérience ce que ressent le diabétique nourri de viandes noires, je me garderais bien d'enfreindre le régime des

viandes blanches, qui n'est nullement pénible et difficile à suivre.
J'ai toujours de 15 à 20 grammes de sucre par litre d'urine. Je
rends environ 2 litres d'urine dans les 24 heures, sans inconvénient pour ma santé et l'état de mes forces.

Voilà le fait : comment doit-il être interprété ? En pareille
matière, vous le comprenez, je ne peux que faire des suppositions,
je dois donc supposer que mon foie, distendu outre mesure, engorgé, dans la première période de ma maladie par cette grande
quantité d'acide urique que je fabriquais et qu'il était incapable
de transformer ; altéré dans sa constitution anatomique, creusé
d'une immense caverne, dans la seconde période, à ce moment où
j'avais eu comme la sensation d'un obstacle détruit, et où mes
matières blanches étaient recouvertes de stries roussâtres, couleur jus de
pruneaux ; je dois supposer, dis-je, qu'il est à peu près revenu
sur lui-même, qu'il s'est en partie reconstitué anatomiquement,
mais ayant recouvré son volume normal, n'étant point engorgé
comme le foie des calculeux, comme l'était mon foie à l'époque où
mes matières étaient blanches ; ses fonctions physiologiques ne
sont point anéanties, mais simplement surexcitées, absolument
comme dans l'asthme les fonctions d'excrétion du poumon, sont
augmentées, c'est-à-dire qu'il se produit de l'eau, de l'acide carbonique et des crachats en plus grande abondance.

Dans cette période, qui s'étend du mois de janvier 1883 jusqu'à
ce jour, à ce moment où mon foie n'était qu'une immense caverne,
voici les symptômes, les faits qui se sont maintes et maintes fois
produits avec une netteté, une précision pour ainsi dire mathé-
matique.

« Si je mangeais des viandes noires, bœuf surtout ou mouton,
« les borborygmes, la fièvre, la polyurie, la faim, la glycosurie
« et les dépôts considérables de gros grains d'acide urique nets,
« sans mélange avec une poussière urique fine, se produisaient
« après le repas ; je devenais faible, j'étais obligé de manger dans
« l'intervalle des repas.

« Avec le lait, pris en assez grande quantité, les borborygmes,
« la polyurie, la faim et la glycosurie se produisaient ; mais j'avais
« moins faim dans l'intervalle des repas et les urines ne conte-
« naient qu'une légère poussière urique, très fine, impalpable,
« absolument semblable à celle produite par les viandes blanches...

« Le jambon fumé, le cochon, le gibier, le pâté de foie gras,
« toutes les conserves, la morue, le fromage de Roquefort, tous

« les fromages fermentés, ramenaient les borborygmes, la fièvre,
« la polyurie, la glycosurie, la faim et de telles quantités de gros
« grains d'acide urique rouge, mélangés à une grande quantité
« de poussière urique rouge, si douloureux pour mes reins, que
« j'étais obligé de cesser rapidement l'expérimentation ; toutes
« ces substances, prises en très petite quantité, produisaient des
« quantités de gros grains d'acide urique, triples ou quadruples
« de celles fournies par le même volume de viande de bœuf ou
« de mouton.

« Tous les coquillages, huîtres, moules, crevettes, écrevisses,
« ramenaient la fièvre, les borborygmes, la glycosurie, la faim, et
« de grandes quantités de gros grains d'acide urique rouge, mélan-
« gés avec une poussière urique rouge. Il en était de même du
« saumon, de la raie, du brochet et des gros poissons de rivière ;
« le merlu et les soles agissaient à peu près de la même
« manière que les viandes blanches, j'avais cependant un peu
« faim dans la journée.

« L'asperge, le chou, le persil, le cresson, le champignon, la
« truffe, la noix, la tomate, l'oseille, l'ognon, le céleri, le salsifis,
« l'appétit, les haricots verts ; toutes ces substances d'une odeur
« forte ou faible, prises en très petite quantité, un très petit
« ognon par exemple, je dirai presque l'odeur de l'ognon, pro-
« duisaient de telles quantités de gros grains d'acide urique
« rouge, mélangés à une si grande quantité de poussière urique,
« je devenais si faible que, quoique amateur de tous ces aliments,
« j'étais peu tenté de revenir au plat.

« Un verre de bière, de cidre, de champagne, une cuillerée à
« café d'absinthe, exagéraient les borborygmes, la quantité des
« gros grains d'acide urique, la polyurie, le sucre, la faiblesse et
« la faim. Je pris un jour deux verres de bière coupée avec
« pareille quantité de limonade gazeuse ; le lendemain j'avais les
« gencives gonflées, et les ganglions sous-maxillaires engorgés,
« volumineux et douloureux.

« Toutes les substances sus-indiquées sont des apéritifs par
« excellence ; ne dit-on pas que la soupe à l'ognon creuse, que
« l'huître met en appétit, que le fromage et les noix font manger
« beaucoup de pain ; n'est-ce pas parce que, à très faible dose,
« elles troublent le sang, provoquent une production et une pous-
« sée urique qui est une véritable perte, que l'organisme éprouve
« le besoin de réparer ?

« L'eau de Vichy, l'arseniate de soude, ramenaient immédiate-
« ment les borborygmes, la polyurie, la faim, la fièvre, l'insom-
« nie, et de grandes quantités de gros grains d'acide urique
« rouge ; avec l'eau de la Bourboule, les mêmes symptômes se
« produisaient plus accentués ; il me semblait que j'étais moins
« faible, mais mes reins étaient plus douloureux.

« Le vin pris en petite quantité, c'est-à-dire un verre pris
« pendant mon repas, en suivant scrupuleusement le régime des
« viandes blanches, ne provoquait ni borborygmes, ni polyurie,
« ni faim dans l'intervalle des repas, et la quantité d'acide urique
« augmentée, n'était point changée quant à la qualité, ou du moins
« les changements étaient peu apparents et difficiles à apprécier ;
« mais, pris en même quantité, le vin blanc, le vin acide *dit piquette*
« augmentait considérablement la quantité d'acide urique.

« Une tasse de café, prise après mon repas, n'augmentait point
« la quantité des urines qui étaient chargées d'acide urique ; je
« me sentais momentanément remonté sans trop éprouver la sen-
« sation de la faim des viandes noires.

« La farine de moutarde ramenait en grande abondance les
« borborygmes, la polyurie, la faim et d'immenses quantités
« d'acide urique, plus fin que celui des viandes noires ; il en était
« de même avec le vinaigre et le chocolat.

« Si après mon déjeuner, en suivant mon régime habituel, je
« fumais une cigarette, je devenais d'une faiblesse excessive, les
« borborygmes, la polyurie, la faim, et des dépôts considérables
« d'acide urique se produisaient immédiatement ; cet acide urique
« était très rouge, moins gros que celui des viandes noires, très
« adhérent au vase ; j'avais faim, il fallait manger. Si je fumais
« une seconde cigarette, mes urines étaient épaisses comme de la
« boue ; j'avais envie de vomir et je n'avais plus faim.

« Si après mon repas je buvais un demi-verre de cognac, ce
« que je pouvais faire sans danger, mes urines devenaient exces-
« sivement abondantes, sucrées, claires comme de l'eau de
« roche, et j'étais pris d'un besoin irrésistible de sommeil ; j'avais
« faim dans la journée, je n'entendais point les borborygmes qui
« ne se produisaient que dans la nuit, et qui coïncidaient avec
« l'apparition dans les urines d'une grande quantité d'acide
« urique.

« La quinine augmentait considérablement, à la dose d'un
« gramme, la quantité d'acide urique qui était excessivement fin ;

« mais mes urines étaient moins abondantes qu'à l'état ordinaire,
« je n'avais point envie de dormir et j'avais bien peu faim et
« soif.

« Le rhum et le kirsch produisaient les mêmes symptômes que
« le cognac, mais les grains d'acide urique étaient plus volumi-
« neux, surtout avec le kirsch.

« Les châtaignes, les pommes de terre, la farine de maïs prises
« en certaine quantité augmentaient considérablement les urines,
« qui étaient, dans la journée, claires comme de l'eau de roche,
« très sucrées, mais ensuite, la nuit, chargées d'une grande quan-
« tité de gros grains d'acide urique. De tous les farineux, la
« bouillie de maïs était la plus riche en acide urique très volumi-
« neux.

« Les émotions sans fatigue ramenaient immédiatement les
« borborygmes, la polyurie, la faim, le sucre, l'acide urique était
« très rouge, très abondant; en traversant le filtre rénal il pro-
« voquait de vives douleurs. J'étais occupé dans mon cabinet,
« lorsqu'on vint m'annoncer brusquement la mort d'un de mes
« parents : immédiatement je devins faible, j'eus des borbo-
« rygmes, j'eus faim, j'éprouvai le besoin d'uriner, et mes urines
« refroidies contenaient un dépôt considérable de grains d'acide
« urique moins volumineux que celui des viandes rouges.

« Les émotions jointes à la fatigue physique, telles, par exemple,
« que celles éprouvées en pratiquant avec le forceps des accou-
« chements difficiles, provoquaient immédiatement les borbo-
« rygmes, la polyurie, la faim, et le sucre. Après plusieurs de ces
« séances si pénibles et si fatigantes, je rentrais chez moi brisé,
« anéanti, éprouvant de vives douleurs rénales, dans l'impossibi-
« lité de dormir. L'acide urique était si abondant dans mon vase
« de nuit, que mon urine n'était plus que de la bouillie, j'étais
« pâle, sans appétit.

« La course ramenait les borborygmes, augmentait la quantité
« des urines qui étaient chargées d'acide urique, épaisses comme
« de la boue.

« Un long voyage, en chemin de fer, produisait le même effet ;
« parler un certain temps ramenait les borborygmes, la polyurie,
« la faim, l'acide urique ; il en était de même du travail assidu,
« de la tension intellectuelle.

« Le froid humide, les grands froids, la grande chaleur, le re-
« froidissement après la marche, provoquaient les mêmes borbo-

« rygmes, la polyurie, la faim, la fièvre et les mêmes déperditions
« d'acide urique.

« La chaleur surtout, produisait de telles quantités d'acide
« urique, et les grains étaient si volumineux, qu'au début j'étais
« obligé de me soustraire à son action, pour éviter les dou-
« leurs rénales consécutives à leur passage dans cet organe. A
« mesure que mon foie s'est reconstitué, ces douleurs se sont
« amendées, l'acide urique a été de moins en moins abondant, de
« moins en moins volumineux, mais de tous les *circumfusa*, la
« chaleur est toujours celui qui me fatigue le plus. Pendant l'in-
« fluenza j'avais couru toute la journée, je montai en voiture, je
« sentis le froid, immédiatement les borborygmes se produisirent,
« j'eus la fièvre, et mes urines se chargèrent d'une énorme quan-
« tité d'acide urique.

« Le coït ramenait en grande abondance les borborygmes, la
« polyurie, la faim, la fièvre, le sucre, et de si fortes quantités
« d'acide urique, que mes urines étaient comme de la bouillie.
« Cet acide urique était très rouge, gros, mélangé à une poussière
« urique très fine, très abondante, en suspension dans l'urine et
« provoquant de vives douleurs rénales. Aujourd'hui, sous l'in-
« fluence des mêmes causes, tous ces symptômes se reproduisent
« mais avec une bien moindre intensité. *Tous ces acta, tous ces*
« *ingesta, tous ces circumfusa*, agissent donc sur le sang de la même
« manière, ils le décomposent, ils troublent son équilibre, amè-
« nent une production d'acide urique, dont il se débarrasse en
« traversant les différents départements de l'organisme.

« Ces différents départements, organes sécréteurs et excréteurs,
« cellules, amas de cellules, glandes, foie, rate, poumons, reins,
« capsules surrénales, pancréas, glandes lacrymales, salivaires,
« sudorales, stomacales, intestinales, vésicules séminales, testi-
« cules, vésicules ovariques, bulbe pileux, périoste, synoviales,
« séreuses vasculaires pleurales, glandes mammaires, cellules
« nerveuses, cérébrales, médullaires, etc., etc., sont chargés
« d'éliminer cette substance sous forme d'acide urique, ou de lui
« faire subir, comme dans *autant de petits laboratoires*, cette trans—
« formation, cette élaboration particulière, qui en fera de l'eau,
« de l'acide carbonique, de l'urée, de la créatine, de la neurine,
« de la musculine, de la graisse, du tissu osseux, de la salive, des
« larmes, du pigment, de la pepsine, de la matière fécale, des
« sueurs, de la bile, de l'urine, du sperme, du sucre, de l'albu-

« mine, de la fibrine, du cheveu, de l'ongle, des acides hippu-
« riques, tous les acides, tous les liquides, tous les poisons de l'or-
« ganisme, etc., etc., transformations et élaborations d'où procé-
« dera le *mouvement, la sensibilité générale, la sensibilité spéciale, goût,*
« *odorat, ouïe, vue, la pensée,* la parole ; la contracture, exagération et
« permanence du mouvement, la douleur, exagération de la sen-
« sibilité, l'insensibilité, annulation de la sensibilité, les hallu-
« cinations de l'ouïe, de l'odorat, de la vue, c'est-à-dire, fonc-
« tionnement de ces cellules en l'absence de leur stimulant
« ordinaire, normal, sans la présence de l'objet extérieur capable
« de produire ces sensations ; le délire, la folie, congestion des
« organes qui élaborent l'intelligence, fonctionnement involon-
« taire, l'idiotie, abolition de ces fonctions, etc., constituant
« ainsi ce qu'on a appelé et ce qu'on pourra appeler en générali-
« sant davantage les *secreta et les excreta.*

La santé est la résultante du fonctionnement régulier et harmonique de
« *tous ces organes, et aussi de l'action modérée des acta, des ingesta et des*
« *circumfusa.*

« Mais si, sous l'influence des causes si diverses, il se produit
« une trop grande quantité d'acide urique, ou que le fonctionne-
« ment régulier et harmonique d'une partie des organes élabo-
« rateurs soit suspendu, que ces organes soient atrophiés ou usés
« par l'existence, ou incomplètement développés ou empêchés par
« une cause quelconque, le froid, l'humidité, comme il arrive chez
« les vieillards et les enfants, cet acide urique encombrant, con-
« gestionnant un ou plusieurs de ces organes, y produira cet état
« local ou ces états locaux particuliers qui constituent la maladie.

« Ainsi dans la glycosurie, c'est sur le foie, à l'exclusion des
« autres organes élaborateurs, que se fait la poussée urique ; la
« transpiration des pieds disparaît, ils sont toujours froids, les
« glandes sudorales ne fonctionnent plus, l'épiderme se fendille,
« devient furfuracé, l'amaigrissement se produit, etc., etc.; la
« fonction physiologique du foie est surexcitée : comme dans la
« bronchite chronique, l'expectoration, l'appétit et la faim exa-
« gérés augmentent cette sécrétion qui empoisonne le sang. Ce
« liquide, de plus en plus troublé, produit d'énormes quantités
« d'acide urique ; de là, l'encombrement de l'organisme, la poly-
« sarcie chez quelques-uns, la généralisation des poussées con-
« gestives et les lésions multiples, qu'on observe consécutive-
« ment à la glycosurie.

« Dans les maladies aiguës, n'en est-il pas de même? La pneu-
« monie par exemple : la peau est chaude, chaleur mordicante,
« caractéristique, sèche, rugueuse; les glandes sudorales ne fonc-
» tionnent pas; le poumon est encombré, surexcité dans son fonc-
« tionnement, l'expectoration augmentée, les urines sont rares,
« très rouges, la constipation est la règle, etc., etc. ; l'améliora-
« tion ne se produit que lorsque le poumon a détruit, transformé
« l'acide urique qui l'encombrait, et qu'on a réussi à rappeler à
« l'activité tous les organes d'élaboration.

« Dans les grandes perturbations nerveuses d'origine émotive
« ne voyons-nous pas le calme succéder à la tempête, à la suite
« d'une abondante évacuation de larmes et d'urine?

« Ces poussées uriques qui, sous l'influence des causes les plus
« diverses, s'établissent du côté des organes des cellules élabo-
« rateurs sont donc ou physiologiques ou pathologiques; et les
« poussées pathologiques sont des exagérations de l'état physio-
« logique, des déviations de la nutrition, des congestions qui
« peuvent aboutir à l'anéantissement de l'organe qui est le siège
« de la poussée.

« Ces poussées pathologiques sont si bien des exagérations de
« l'état physiologique, des déviations de la nutrition, des con-
« gestions uriques, que, sous l'influence des *mêmes causes*, si cer-
« taines personnes, suivant leurs prédispositions individuelles,
« présentent chroniquement ou d'une façon aiguë, des formes
« morbides identiques ou différentes, le plus grand nombre
« jouira d'une excellente santé, se développera, engraissera.

« Exemple : le tabac, lorsqu'on en fait usage pour la première
« fois, provoque des nausées, des vomissements, de la somno-
« lence, de l'ébriété, de l'inappétence; avec l'accoutumance, l'ac-
« tion du tabac sur le sang est toujours la même, mais les pous-
« sées uriques diffèrent et se localisent suivant les individus, tan-
« tôt sur les glandes salivaires, les glandes de l'intestin, tantôt
« sur le foie, le rein, le tissu adipeux; provoquant la salivation,
« la diarrhée, l'urination, l'engraissement, poussées physiolo-
« giques qui, exagérées, ne nuisent en rien à la santé. Mais si
« ces poussées s'établissent du côté du cœur, de l'estomac, des
« yeux ou du cerveau, d'une façon permanente, elles conges-
« tionnent ces organes, elles provoquent de tels troubles que
« le fumeur est obligé de renoncer à cette plante.

« D'autre part, certains animaux, tels que la chèvre, le lapin,

« engraissent en ne mangeant absolument que du tabac ou de la
« belladone. Ces deux substances provoquent donc chez ces der-
« niers des poussées du côté du système cellulaire, et par cela
« même, loin de nuire à la santé, sont un véritable aliment.

« Si le froid fait tousser, provoque l'asthme, le rhumatisme,
« l'angine, la bronchite, la néphrite, il engraisse également, et
« vous entendrez nombre de personnes vous dire qu'elles se
« portent bien et n'engraissent que dans l'hiver, les conditions
« d'existence, bien entendu, étant toujours les mêmes.

« Si la chaleur maigrit et fait le plus souvent suer, elle peut
« aussi provoquer la polysarcie. Je connais deux dames qui, à
« plusieurs, reprises ont habité le Sénégal; maigres en France,
« après deux mois de séjour à Saint-Louis, elles devenaient
« obèses et anémiques. Les différentes formes morbides qu'en-
« gendre la chaleur, dépendent donc des prédispositions indivi-
« duelles, la santé sous les tropiques est une question de fonc-
« tionnement régulier et harmonique des organes et d'hygiène
« appropriée.

« Si la fatigue exagérée, le surmenage entraîne la mort par le
« trouble du sang, la quantité d'acide urique produit, et la géné-
« ralisation des poussées uriques congestives, n'est-elle pas, à
« l'état d'exercice modéré une des conditions du développement
« physique de l'individu?

« L'alcool nuisible à un si grand nombre de personnes, est
« un véritable aliment pour d'autres qu'il engraisse : aussi, dit-on
« avec raison que les grands buveurs sont de petits mangeurs.

« Les émotions perturbatrices du coït engraissent également.
« Ne savons-nous pas que certaines filles publiques, réfractaires
« à la vérole sont sujettes à un développement exagéré du
« tissu adipeux et deviennent polysarciques.

« Si les émotions ordinaires de la vie, minent, détériorent le
« plus souvent l'organisme, quelquefois aussi chez les personnes
« prédisposées à la polysarcie, elles engraissent, et je connais
« parmi mes clients des malades qui, quoique mangeant très peu,
« augmentent de poids lorsqu'ils s'ennuient le plus.

« La croissance chez les jeunes sujets n'est-elle pas un des symp-
« tômes les plus constants de la fièvre typhoïde, et cette crois-
« sance exagérée avec fièvre d'un mois de durée, est souvent le
« seul symptôme de l'état typhique.

« Le plomb qui, chez un grand nombre d'ouvriers peintres,

« engendre la goutte articulaire et ces troubles névralgiques si
« divers et si variés, n'amène aucun trouble dans la santé des
« autres, le plomb est pour eux, comme pour certains buveurs
« d'alcool, un véritable aliment.

« Dans les pays marécageux, la polysarcie fébrile n'est pas aussi
« rare qu'on le suppose. J'ai vu quelquefois des malades gras, pâles,
« mais non œdématiés, avoir la fièvre sans lésions de la rate et
« ne se plaindre que de ce développement pathologique du tissu
« adipeux.

« *Tels sont les faits* ; telle est l'interprétation qu'il m'a paru ra-
« tionnel de tirer de ces faits, et l'utilité qui m'a semblé ressortir
« de la mise en pratique du traitement déduit de ces faits, dans
« les observations suivantes qui toutes ont trait à des glycosu-
« riques ayant dépassé la cinquantaine.

« J'ai soumis des diabétiques, de mes clients, au régime des
« viandes blanches, des œufs, des potages au tapioca, croûte au
« pot, chicorée, épinards, fromage à la crème, poissons, sole,
« merlu, pain, vin, pas de café ; en très peu de temps le sucre a rapi-
« dement diminué ; les urines *surtout de 4 à 5 litres* sont prompte-
« ment descendues à 1 litre 1/2 deux litres, la soif, la faiblesse et
« l'appétit dévorant ont complètement disparu ; en un mot leur
« santé s'est considérablement améliorée.

« Ces malades se trouvent si bien de ce régime qu'ils n'ont nulle
« envie de revenir aux viandes noires quoique cependant il leur ar-
« rive de temps en temps d'en manger une certaine quantité, sans
« autre inconvénient qu'une augmentation de sucre dans les urines
« qui deviennent plus abondantes, et la sensation de la faim et de la
« soif qui se reproduit presque immédiatement après les repas. »

PREMIÈRE OBSERVATION

Mme X... âgée de 75 ans, diabétique cataractée, que j'ai opérée
d'un œil, s'est aperçue de sa maladie il y a environ 20 ans ; elle a
eu des furoncles, des anthrax, des phlegmons, une soif et une
polyurie sucrée excessive, 70 grammes par litre, un appétit dévorant et une grande faiblesse. Elle suit scrupuleusement depuis
17 ans, le régime des viandes blanches. Au début du traitement,
ses urines ordinairement très abondantes ont été réduites à
1 500 grammes au maximum, ne contenant guère que 4 à 5 gr.
de sucre et 15 à 16 grammes d'urée par litre.

Jamais elle ne s'est mieux portée, elle a bon appétit, mais

n'éprouve plus dans l'intervalle des repas, cette faim et cette soif si caractéristiques qui la tourmentaient lorsqu'elle vivait de légumes herbacés, de viandes de toutes sortes, de fromages, de coquillages, etc., etc.

Si, de loin, en loin elle fait quelques écarts de régime, elle s'aperçoit aussitôt que ses urines augmentent de quantité et sont plus sucrées. Ses nuits sont très bonnes, elle ne dort plus après ses repas, fait de très longues courses sans fatigue, n'est point constipée, n'a plus de névralgies, de douleurs, en un mot se doute à peine qu'elle est glycosurique. Si, au début du traitement, le sucre a rapidement diminué, depuis cette époque il s'est reproduit, existe même toujours, mais ne dépasse guère 10 à 20 gr. par litre et les urines se maintiennent toujours au chiffre de 12 à 1500 grammes par 24 heures. Les variations de température, la chaleur surtout augmentent la quantité du sucre. Ma malade prend du vin, du café, mange du pain, en petite quantité : si l'appétit disparaît, si elle se sent faible, elle prend 7 ou 8 jours consécutifs, 50 centigrammes de quinine et un verre d'eau de Vichy par jour. Cette malade a été traitée par les viandes noires, elle peut donc faire la différence entre ce régime et celui des viandes blanches.

DEUXIÈME OBSERVATION

Mme X... âgée de 62 ans, m'a consulté il y a environ 8 ans, amaigrissement considérable, faiblesse, soif excessive, 6 litres d'urine dans les 24 heures, contenant 60 à 70 grammes de sucre par litre. Soumise à mon régime, ses urines, réduites à la quantité de 1 litre 1/2 à 2 litres au maximum ne contiennent guère que 20 à 25 grammes de sucre par litre. Mêmes réflexions que pour la malade ci-dessus. A ses repas elle prend un gramme de bicarbonate de soude de temps en temps.

TROISIÈME OBSERVATION

M. A..., 57 ans, diabétique depuis 10 ans, m'écrit qu'il est glycosurique héréditaire, qu'il a toutes les apparences de la santé ; gros, obèse, pesant 93 kilos, mais que depuis qu'il a du sucre dans les urines, il est très fatigué, souffrant des reins, des jambes, ayant un appétit dévorant, une soif inextinguible surtout après les repas ; il a été 4 ou 5 fois à Vichy ; arrivé avec 40 grammes de sucre par litre, il en revenait avec 20 grammes environ ; mais rentré chez lui, la dose habituelle reparaissait quoiqu'il s'abstînt de farineux, de sucreries. Soumis à mon régime pendant deux mois, il m'écrit que la soif a disparu, que les urines sont moins abondantes, moins sucrées, 10 grammes par litre, qu'il se sent plus fort, dort mieux, mais que mon régime est bien difficile à suivre. Ce malade s'est bien porté pendant un an, mais il a voulu revenir au régime ordinaire, classique des diabétiques, et est mort d'un phlegmon.

QUATRIÈME OBSERVATION

Mme G..., âgée de 57 ans a eu il y a dix ans des coliques hépatiques. A ce moment je n'ai point examiné ses urines, mais je l'ai soumise à mon régime des viandes blanches. Ses coliques hépatiques se sont transformées, il y a quatre ans, en glycosurie assez intense, 50 grammes de sucre. J'ai fait continuer le même régime qu'on suit, du reste très scrupuleusement, car les viandes noires ramènent facilement la colique hépatique. Il y a deux ans, elle a fait une saison à Vichy où on l'a remise au régime des viandes noires, des légumes herbacés, etc., etc. Revenue avec un embonpoint assez accusé, un appétit formidable, 4 litres d'urine par 24 heures et 40 grammes de sucre par litre, elle s'est plainte de faiblesse dans les jambes, de douleurs dans les reins, de cette sensation si pénible de la faim qui l'obligeait à manger démesurément sans jamais être rassasiée. Je lui ai conseillé de revenir aux viandes blanches, en un mot, à mon régime ; ses urines sont aussitôt tombées à 2 litres avec 15 grammes de sucre, mais elle ressentait encore dans la journée cette sensation de la faim, de creux stomacal qui la laissait faible ; j'ai fait supprimer le café, les sensations de la faim ont complètement disparu et ma malade se trouve si bien de ce régime qu'elle n'a nulle envie de revenir au régime des viandes noires ; une bordelaise de vin lui fait 3 à 4 repas. Les malades qui ont cet appétit dévorant, cette faim canine, cette soif excessive, savent apprécier les qualités et les avantages de ma médication. — Après avoir supprimé le café, ma malade a essayé de revenir à la côtelette de mouton, mais l'eczéma génital revenant elle a compris que là n'était pas le salut !

Elle prend souvent à chaque repas 0,25 de quinine et 0,25 de bicarbonate de soude ou de l'eau de la Bourboule.

CINQUIÈME OBSERVATION

M. P. âgé de 65 ans, suit mon régime depuis 15 ans ; la quantité des urines, réduite à 1 litre 1/2, 2 litres, d'une densité de 25, passe rapidement à 3 litres 1/2 ; avec une densité de 38 lorsqu'il s'écarte de son traitement. Il a soif, éprouve des douleurs dans les genoux et les reins, symptômes fâcheux qui disparaissent aussitôt qu'il revient à mon régime.

M. D., âgé de 54 ans, suit mon régime depuis 4 ans, mais il

mange quelquefois du mouton et revient au régime des viandes blanches lorsque la faim et l'appétit dévorant reparaissent.

Je donne simplement le régime qui, sur plusieurs diabétiques bien avérés et sur moi-même, m'a complètement réussi depuis 17 ans.

Si ce n'est pas la guérison de la glycosurie que je vous apporte c'est-à-dire la possibilité de manger de tout sans inconvénients, c'est un traitement qui me paraît plus rationnel que celui qui a été préconisé jusqu'à ce jour ; c'est enfin, je le crois, la nature si longtemps cherchée de cette maladie.

Dernièrement je lisais, je ne sais plus dans quelle revue, que la moyenne de vie du diabétique, n'était que de trois années ; j'ai la ferme conviction que grâce, à ce nouveau régime, elle dépassera de beaucoup cette limite.

Telle est, mon cher confrère, l'erreur thérapeutique qui m'a permis de vous faire connaître expérimentalement la nature et le traitement de la glycosurie. Telle est l'observation qui me paraît justifier pleinement la définition que j'ai donnée de la glycosurie.

Mais si vous désirez plus ample certitude, soumettez un glycosurique exempt de complications cardiaques ou rénales au colchique 3 à 4 centigrammes par jour et pendant une quinzaine de jours.

Sous l'influence de cette médication, vous verrez les urines diminuer de quantité, devenir très foncées, le sucre diminuera, en même temps des borborygmes très bruyants se feront entendre dans tout le ventre, surtout après les repas, les garde-robes deviendront faciles et le sommeil plus agité.

Si vous continuez le colchique, le malade sera de plus en plus agité ; la diarrhée, la fièvre, la douleur hépatique, l'insomnie, les borborygmes deviendront de plus en plus intenses ; l'appétit augmentera, l'amaigrissement s'accentuera, les urines de rares. chargées et bourbeuses qu'elles étaient, deviendront claires, très abondantes et sans sucre. La soif sera excessive, les fonctions génitales se réveilleront, en un mot, vous reproduirez la série des symptômes que j'ai provoqués sur moi, et vous arriverez certainement à l'état suraigu que j'ai observé sur la malade enceinte que je voyais avec M. le Dr X. et que je cite plus loin.

J'ai donné le colchique et le quinquina, sans danger et pendant

un mois, à un de mes clients diabétique gras, depuis six ans et
dont les urines contenaient de 50 à 60 grammes de sucre par litre.
La dose du colchique était de 3 centigrammes et celle du quinquina de 1 gramme : j'avais recommandé indifféremment des
viandes noires ou blanches et supprimé le vin, l'alcool et le café
qui avaient été remplacés par le lait. A ce moment, j'étais loin
d'être fixé sur la qualité nutritive que j'avais à prendre. J'ai assisté chez ce malade à l'évolution régulière de tous les symptômes
que j'avais observés sur moi. Dans ce mois de traitement, il avait
maigri de 14 livres, ses urines décolorées et copieuses, 3 litres,
étaient réduites à 3/4 de litre, un litre au plus dans les 24 heures.
Elles étaient très foncées, le sucre avait considérablement diminué ; chauffées avec la potasse, c'est à peine si elles changeaient
de couleur. L'appétit était augmenté ; jamais le malade ne s'est
plaint de la soif ; il avait, par jour, deux garde-robes molles et jaunâtres et, après les repas, son foie était agité par des borborygmes
bruyants que j'ai maintes fois constatés et qui se terminaient par
des évacuations gazeuses anales.

Le pouls, calme et lent les 15 premiers jours du traitement, com-
mençait à s'accélérer vers le seizième ; le sommeil, également
meilleur dans cette quinzaine, redevenait agité ; une légère douleur hépatique se faisait sentir. Je ne voulus pas, comme vous le
pensez, continuer l'expérience, mais j'avais assez de symptômes
pour être bien convaincu qu'en continuant le colchique, je serais
arrivé à l'amaigrissement complet, à l'état suraigu, à la congestion hépatique aiguë, à l'état typhoïde que j'avais provoqué sur
moi.

C'est au mois de juillet 1882 qu'il avait pris le colchique. Depuis
cette époque je l'avais souvent revu, sa santé était excellente ; il
avait des éruptions eczémateuses qui n'avaient plus reparu ; il
avait rengraissé, et ses urines étaient foncées, très peu copieuses
et peu sucrées ; il n'urinait que le matin en se levant et le soir en
se couchant ; en un mot, il n'avait jamais été mieux portant me disait-il ; mais à partir de 1885, il avait repris son régime ordinaire,
bière, limonades, vins, liqueurs, cidre, etc., etc. ; il est mort d'angine de poitrine en 1887.

Chez une autre malade, âgée de 62 ans, également glycosurique
depuis quelques années et que j'ai opérée de la cataracte, j'ai employé le colchique et le quinquina aux mêmes doses pendant un
mois, en supprimant le vin et les alcools qui avaient été remplacés

par le lait. Chez cette malade, j'ai provoqué les mêmes symptômes que chez mon premier malade ; les borborygmes ont été moins bruyants, la diarrhée a été plus tenace, la fièvre plus violente, la douleur hépatique plus sensible, l'appétit augmenté, l'amaigrissement très apparent, et, en même temps, il s'est produit de violentes douleurs articulaires qui empêchaient le sommeil.

Mon premier diabétique ne s'était plaint que de douleurs dans le gros orteil et m'avait presque reproché de lui avoir donné la goutte articulaire pour le guérir de sa glycosurie. Ma malade prenait du café et du lait deux fois par jour, ne buvait que de l'eau, mais mangeait indifféremment des viandes blanches ou noires. Ses urines, chauffées avec la potasse, changeaient peu de couleur, étaient plus copieuses et moins foncées que celles de mon premier malade. Au mois de mars 1883, cette malade ne se ressentait nullement de sa médication par le colchique, mais elle avait du sucre dans ses urines ; c'est celle dont je parle dans ma première observation et qui, depuis 17 ans, suit avec persévérance et succès le régime des viandes blanches.

Vous remarquerez certainement que le colchique qui avait produit sur moi de si terribles effets, n'a provoqué chez mes deux malades que des troubles fonctionnels fugaces et sans gravité : ces derniers étaient de simples glycosuriques sans fièvre, tandis que l'état aigu, contracté à Vichy, existait encore lorsque j'ai pris ce remède.

Je n'ai donné le colchique qu'à ces deux glycosuriques, mais chez tous les deux j'ai observé absolument les mêmes symptômes ; nul doute qu'en continuant ce médicament, je ne fusse bien arrivé aux urines claires, abondantes, sans sucre, sans acide urique, à l'amaigrissement extrême, à la vive douleur hépatique, en un mot, à l'état typhoïde observé chez ma jeune malade enceinte et sur moi-même.

Je ne dis pas pour guérir, mais pour continuer l'expérience sur mes deux malades, il aurait donc fallu administrer le colchique, jusqu'à ce que j'eusse obtenu des urines claires, abondantes, sans sucre, sans acide urique, un amaigrissement complet, un état typhoïde des plus alarmants, que je me serais bien gardé de provoquer après le triste effet produit sur moi, et dans l'impossibilité où je me trouvais de sortir de l'impasse dans laquelle je m'étais engagé.

Comme vous le voyez, la nature de la glycosurie devait être longtemps encore sinon toujours ignorée : car pour s'assurer de l'essence de cette terrible maladie, qui aurait jamais songé à provoquer sur un malade l'état aigu, l'état typhoïde, la congestion hépatique aiguë ! il a fallu le concours exceptionnel de circonstances que vous connaissez pour faire sur moi-même une pareille expérience.

Mais si, sans hésitation, je me suis précipité tête baissée dans l'abîme, bien des fois, du fond du gouffre, j'ai regretté mon imprudence ! Incompris de tous ceux qui m'entouraient, livré à moi-même et à toutes les théories qui se disputent le domaine médical, bien des fois j'ai été sur le point de renoncer à la lutte et d'abandonner la recherche des moyens qui devaient me faire triompher. Heureusement j'ai conservé jusqu'à la fin toute l'énergie et la présence d'esprit nécessaire pour mener à bien et formuler nettement le traitement de la glycosurie.

Les observations suivantes ne prouvent-elles pas que la goutte articulaire et la glycosurie ont une origine commune ?

Depuis longtemps convaincu de cette vérité, j'avais soumis des goutteux articulaires au régime des glycosuriques, mais modifié de la manière suivante : viandes noires ou blanches, légumes verts, pas de gibier, de conserves ou de cochon, suppression des féculents, des sucreries, des fruits et des alcools, de l'eau et du vin à chaque repas et du café... et ces malades qui, deux ou trois fois par an, étaient sujets à de longues et douloureuses attaques de goutte articulaire, depuis quinze ans n'ont plus vu reparaître leurs crises ; mais ils sont sujets à des douleurs rhumatoïdes et éprouvent quelquefois cette sensation de la faim, ressentie par le diabétique, surtout lorsqu'ils vivent de légumes et de farineux ; leur virilité est en défaut ; ils ont toutes les apparences de la force, jouissent d'un excellent appétit et se félicitent des modifications avantageuses éprouvées par leur santé sous l'influence de ce régime ; ils mangent beaucoup moins que les diabétiques, ne boivent pas d'alcools, ont bon teint, n'engraissent pas, et leurs urines, quoique contenant de l'urée en très forte proportion, n'atteignent pas le chiffre des urines diabétiques.

Si ce régime, beaucoup plus agréable et plus compatible avec les exigences sociales, conduit les goutteux aussi avant dans la vie que le régime par les viandes blanches, le vin et le café, nul doute qu'il ne doive être suivi de préférence à tout autre, mais je ne le crois pas. — En opposition à ces exemples, j'ai vu la goutte se généraliser et tuer rapidement des goutteux qui n'ont voulu vivre que de légumes et de farineux avec exclusion de viande.

Un malade, âgé de 60 ans, atteint d'asthme depuis l'âge de 30 ans, a eu passagèrement du sucre dans ses urines ; on l'a soumis au régime des diabétiques sans alcool et, quoique le sucre n'ait plus reparu, il n'en a pas moins continué ce même traitement. Mon tempérament, me disait-il encore récemment, a complètement changé ; si je me tiens à mon régime, je dors assez bien et n'ai plus que de rares crises d'asthme.

Un conducteur de train âgé de 45 ans, atteint de crises d'asthme qui le mettaient dans l'impossibilité de continuer sa profession après s'être soumis au régime des viandes blanches, des œufs et du lait, a pu reprendre son service et n'éprouve de véritables crises d'asthme que très rarement, lorsqu'il se fatigue par trop ou s'expose au froid humide ou à une trop forte chaleur.

Mme X.,., âgée de 28 ans, obèse, tousse constamment depuis l'âge de 20 ans ; gros crachats verdâtres, abondantes sécrétions nasales, rhumes interminables, paupières rouges, eczéma capitis, du vagin, catarrhe utérin, transpirations abondantes, faiblesse générale, etc., etc. A été soumise à tous les traitements toniques, dépuratifs et modificateurs usités en pareil cas. Loin de s'améliorer, son état s'est aggravé et lui fait craindre, me dit-elle, une terminaison fatale à bref délai. Je ne partage pas ses inquiétudes et me contente de la soumettre au régime des viandes blanches grillées ou rôties, des œufs, du lait, des légumes verts, épinards, chicorée, eau rougie, café et privation absolue des farineux, des sucreries, du cochon, des conserves, du gibier, des alcools, du dessert quel qu'il soit. Depuis 17 ans qu'elle suit ce régime, jamais elle ne s'est mieux portée ; elle a bon teint, n'engraisse point, mais jouit d'un embonpoint raisonnable et ne s'enrhume plus.

J'ai pour clients une famille composée du père, de la mère et de deux enfants, qu'avant 1884 je me contentais de traiter, comme tous mes autres malades, par les toniques, les dépuratifs, sans prescrire aucun régime. Aussi étaient-ils souvent atteints d'eczéma, d'impetigo, de névralgies, de bronchites, d'engorgements ganglionnaires, tous attributs du tempérament lymphatique. Soumis au régime des viandes blanches ou noires, à l'extrait de quinquina, à la solution Coirre ou à l'eau de la Bourboule de temps en temps, ils sont aujourd'hui frais, bien portants, sans engorgements ganglionnaires et ne s'enrhument plus.

J'ai soigné un jeune homme de 22 ans, habitant la campagne, réformé pour adénite cervicale. Avec mon régime, la poudre de quinquina en décoction, une cuillerée à soupe de solution Coirre il est complètement guéri, et ne serait certes pas aujourd'hui même ajourné.

Je me souviens d'une enfant âgée de 9 à 10 ans, aujourd'hui grande et belle fille, qui me fut amenée après avoir suivi bien des traitements. Elle avait un ventre énorme, douloureux, avec les bosselures caractéristiques de l'engorgement mésentérique. J'avoue qu'avec mon régime, l'extrait de quinquina et la solution au chlorhydrophosphate de chaux, je ne comptais guère sur un succès, qui cependant actuellement est aussi complet que possible.

Je compte par centaines les enfants atteints de kératites strumeuses à répétition, qui ont vu leur état s'améliorer rapidement et la guérison complète se produire sous l'influence de mon régime, de la solution au chlorhydrophosphate de chaux, de l'extrait de quinquina, de l'eau de la Bourboule, du sulfate de quinine ou du salicylate de soude, suivant les indications ; ce dernier médicament surtout utile chez les enfants gros et bouffis.

Les affections de l'estomac, des entrailles, les coliques hépatiques, néphrétiques. soumises à mon régime sont rapidement améliorées et guéries. Si je ne guéris pas les paralytiques, je prolonge leur existence, et je fais cesser les troubles nerveux, conséquence des bouffées congestives qu'on observe constamment avec le régime ordinaire.

J'ai guéri des eczémas généralisés avec le régime exclusif des viandes blanches, du lait, des œufs, du pain, de la chicorée, des épinards, et la suppression absolue de toute autre alimentation, de toute autre boisson.

Je connais un malade ayant dépassé la soixantaine qui, atteint d'un eczéma généralisé et fatigué des médications ordinaires, s'est complètement guéri en ne vivant absolument que de lait, d'œufs, de volaille et de potages, il a supprimé même l'eau rougie et le café ; il suit depuis deux ans ce régime sans être fatigué de son uniformité ; il mène une vie très active et se sent bien plus vigoureux, plus fort que lorsqu'il suivait le régime prétendu tonique d'autrefois.

Madame X. religieuse : eczéma généralisé, guérie par le même régime que ci-dessus.

Madame X. âgée de 50 ans, obèse, tousse constamment, râles ronflants, sibilants, s'est soumise à mon régime de viandes blanches, quelquefois côtelettes de mouton, lait, œufs, épinards, fromage à la crème, eau rougie, café; depuis huit ans qu'elle suit ce régime, jamais elle ne s'est mieux portée.

Nombreux sont les malades autrefois atteints de fréquentes attaques de coliques néphrétiques, qui, depuis 8 ans qu'ils se sont soumis au régime des viandes blanches, n'ont pas éprouvé la moindre douleur.

Monsieur X. âgé de 58 ans, coliques néphrétiques, n'a plus souffert depuis 7 ans.

Monsieur X. prêtre âgé de 78 ans, autrefois m'a souvent fait appeler pour calmer avec les injections de morphine ses coliques néphrétiques; depuis 6 ans qu'il suit mon traitement, n'a eu que deux attaques provoquées par les fraises.

J'ai connu un général, mort à l'âge de 91 ans, qui, a 40 ans, atteint de coliques néphrétiques, s'est soumis à partir de ce moment au régime des viandes blanches, sans jamais s'en écarter, et qui n'a plus eu, pendant toute sa vie, une seule crise néphrétique.

Monsieur de X., âgé de 44 ans, capitaine de cuirassiers, revient d'Amélie-les-Bains, très maigre, toussant, crachant continuellement, vomissant du sang, ayant la voix rauque, éraillée de la phtisie laryngée, bronchite généralisée, râles humides, crépitants aux deux sommets, sueurs nocturnes, présentant en un mot tous les symptômes d'une pthisie confirmée. Je commence par supprimer l'alcool et je soumets mon malade au régime des viandes noires ou blanches grillées ou rôties, du lait, des œufs, du vin, du café, des épinards, de la chicorée, et privation absolue du cochon, des conserves et de toute autre nourriture. Après un an de traitement, mon malade est si bien guéri, avec un tel embonpoint, qu'il veut, malgré mes conseils, reprendre du service dans un régiment de cavalerie en expédition dans le Sud oranais; ce malade est mort deux ans après d'une congestion cérébrale.

Monsieur de X., âgé de 30 ans, lieutenant de... est atteint d'une bronchite chronique que l'huile de morue, le gaiacol, la créosote, les pointes de feu ont améliorée, le traitement a même ramené un certain embonpoint, mais le malade est souvent atteint d'hémoptysie ; matité presque complète dans toute l'étendue du côté droit, à gauche râles crépitants fins, impossibilité de continuer le service. Je conseille le lait, les œufs, les viandes fraîches, grillées ou rôties, du bœuf, veau, volaille, chicorée, épinards, fromage à la crème, vin, café extrait de quinquina, privation absolue d'alcool et de tout autre alimentation. L'huile de morue et toutes les créosotes-gaiacols ont été supprimées. Depuis 3 ans qu'il suit ce régime il n'a pas eu un seul crachement de sang, sa santé est telle qu'il a repris du service dans le recrutement, service qu'il a pu continuer sans interruption jusqu'à ce jour. — Ce malade est mort, après dix années de vie, d'une pneumonie.

Nombreux sont les malades, jeunes hommes ou jeunes filles qui, atteints de crachements de sang et présentant tous les symptômes d'une bronchite spécifique au début, ont vu leur santé améliorée par le régime et la maladie enrayée sans retour offensif depuis déjà plusieurs années.

Ce même régime m'a toujours réussi dans un grand nombre d'affections de l'estomac, des entrailles, dans l'appendicite à son début et après opération. Ce même régime de bouillon et de lait, avec 6 grammes de salicylate de soude pendant un mois, m'a parfaitement réussi dans 2 cas de tétanos grave généralisé.

Le même régime prescrit à de jeunes enfants atteints de tumeur blanche du genou ou du coude, concurremment avec la solution au chlorhydrophosphate de chaux, 1 gramme de poudre de quinquina en décoction dans une tasse de lait, matin et soir, l'onguent napolitain, les pointes de feu et la compression, m'a donné des guérisons surprenantes qui se maintiennent.

Il y a huit ans, j'ai eu à soigner un enfant de 14 ans vigoureux, atteint d'ostéo périostite aiguë de l'extrémité inférieure du fémur, avec énorme tuméfaction de cet organe. Le salicylate de soude à la dose de 5 grammes au début, l'onguent mercuriel ont fait tous les frais de la médication. Pendant trois mois, la maladie a eu des retours offensifs que j'ai toujours réprimés avec 2 grammes de salicylate et l'onguent mercuriel, il y a eu une légère suppuration. Aujourd'hui il ne reste pas trace de l'affection. A la médication j'ai joint le regime.

Dans la furonculose généralisée et à poussées successives sans glycosurie, le régime des viandes blanches, de l'eau rougie, du lait, des œufs et de la chicorée, fait cesser rapidement la maladie.

Dans les ulcères non variqueux de la jambe, souvent si diffi--

ciles à guérir, le régime des viandes blanches, de l'eau rougie, du lait, des œufs, fait rapidement disparaître la maladie. On voit l'ulcère se déterger et se cicatriser comme par enchantement.

Dans l'albuminurie chronique, ce même régime des viandes blanches, du vin très étendu d'eau, ne guérit pas plus l'albuminurie chronique permanente que la glycosurie permanente, mais il réussit à merveille, empêche les accidents et prolonge admirablement l'existence. Chez les enfants, si au régime on ajoute le tartrate de fer et de potasse, l'extrait de quinquina on guérit l'albuminurie.

Dernièrement, j'avais une malade âgée de 45 ans, atteinte de fièvre avec prédominance des symptômes morbides du côté du poumon, ressemblant à la phtisie; après deux mois de maladie, j'avais encore 100 pulsations, une température de 39°, des sueurs nocturnes, de la toux et des râles fins disséminés dans toute l'étendue des deux poumons. Après huit jours de régime par les viandes blanches, j'ai vu rapidement tomber la fièvre et disparaître tous les symptômes morbides. Bien entendu, j'ai continué et continue toujours le même régime en y ajoutant un peu d'eau de Cauterets. Aussitôt qu'elle mange du bœuf ou du mouton, elle retousse et ne se porte réellement bien que lorsqu'elle suit scrupuleusement le régime des viandes blanches. Cette malade, qui se portait bien et avait vu repousser ses cheveux, est morte après avoir repris les viandes noires et le régime prétendu tonique de la phtisie.

Avec cette alimentation, des lotions chaudes locales et générales, et beaucoup d'autres détails hygiéniques que vous comprendrez, j'ai guéri bien des affections de matrice momentanément améliorées par le curetage ou non curetées, mais qui se reproduisaient comme les bronchites à certaines époques déterminées, véritables métrites saisonnières. Chez les épileptiques, c'est encore ce régime qui m'a donné les meilleurs résultats.

Un malade, âgé de 70 ans, atteint d'un énorme anthrax de la nuque, a vu sa maladie guérir rapidement par le régime du lait, des œufs et des viandes blanches; en même temps un de ses yeux, atteint de glaucome, a été rapidement amélioré.

Madame X, âgée de 28 ans, a de fréquentes douleurs abdominales lombaires et vésicales que rien ne peut améliorer, le régime absolu du lait, des œufs, des viandes blanches et de l'eau rougie fait rapidement cesser tous les symptômes morbides.

Si elle abandonne ce régime, ce qu'elle peut faire quelquefois pendant une assez longue période de temps, elle le reprend aussitôt que les douleurs se reproduisent et s'en trouve fort bien.

Dans la fièvre typhoïde, je donne 0,25 centigrammes matin et soir de quinine, du lait alternativement avec du bouillon et de l'eau rougie. Je pratique des lotions tièdes toutes les trois heures et, aussitôt la fièvre tombée, je reprends l'alimentation par les viandes blanches, le lait, les œufs, les potages gras, l'eau rougie et privation absolue de tout autre aliment jusqu'au retour complet de la force et d'une coloration normale des téguments. Depuis que j'ai adopté cette thérapeutique, je n'ai plus de ces fièvres typhoïdes interminables, laissant, comme on dit vulgairement, *des restes*.

J'ai soumis à mon régime, concurremment avec les eaux de Salies, des malades atteintes d'énormes tumeurs fibreuses utérines qui étaient condamnées, avec raison, à une extirpation rapide sous peine de mort, dans un laps de temps très court. Après six mois de ce traitement, elles ont diminué de trois quarts et on ne songe plus à l'opération.

Madame X est atteinte de fibrome utérin volumineux, remontant à l'estomac et sous le foie ; depuis six ans qu'elle suit le régime des viandes blanches, n'est plus incommodée par sa tumeur qui a diminué de moitié ; elle n'a plus d'hémorrhagies.

A plusieurs syphilitiques fatigués par la médication spécifique seule, j'ai fait suivre ce régime avec plein succès.

Mlle X, 26 ans, grande et forte fille a des hématémèses, des troubles nerveux multiples et variés, attaques cataleptiques, somnambuliques, bruyants borborygmes, délire intermittent ; a suivi pendant un an le régime du lait, des œufs et des viandes blanches, de la quinine et du chlorhydrophosphate de chaux, de temps en temps, suivant les indications ; est aujourd'hui complètement guérie, mais continue son régime. Des lotions chaudes ont complété la médication, qui a été et est suivie avec la plus scrupuleuse exactitude.

Madame X, 24 ans, a eu deux enfants : au second enfant, pendant la grossesse, est devenue obèse énorme ; se sentant envahie par la graisse, elle me demanda un régime pour ne pas engraisser. Je la soumets aux viandes blanches et très rapidement, sans fatigue, elle voit diminuer son embonpoint. Quand je mangeais de tout, me disait-elle encore récemment, j'avais toujours faim ; aujourd'hui, une tasse de lait le matin me tiendrait toute la matinée ; une cuisse de poulet et deux œufs à la coque me tiennent toute la journée ; je n'ai pas faim et me sens bien leste et légère, tandis qu'avec le régime prétendu tonique d'autrefois, j'étais faible et obligée de manger dans la journée.

M. X. âgé de 60 ans. A l'âge de 50 ans a eu des hémoptisies, des douleurs d'entrailles, des névralgies fréquentes, atteint d'un certain embonpoint, vit de mon régime depuis dix-sept ans et n'a jamais été mieux portant. Lotions tièdes.

Dans l'ataxie locomotrice ; avec ce régime les symptômes douloureux disparaissent rapidement.

Dans la chorée, chez les enfants, ce même régime, joint au salicylate de soude, ou à la poudre de quinquina et à la solution coirre, avec les lotions générales chaudes, guérit promptement la maladie.

Dans l'hystérie, dans les affections du cœur, c'est le seul régime qui m'ait réussi. Des cancers opérés depuis huit ans, et soumis à cette alimentation ne se sont pas reproduits.

Dans la pleurésie ; avec ce régime le sulfate de quinine, le nitrate de potasse, les vésicatoires, on obtient rapidement la guérison.

Voilà les faits. Maintenant à l'aide de ces faits sortons de la réalité et entrons dans un domaine probablement fantaisiste, mais qui mieux exploré que je ne saurais le faire, nous donnera peut-être la clef de bien des mystères.

A peine sorti de cette expérimentation et parvenu au sommet jusqu'alors inexploré de l'arthritisme, je vis se dérouler sous mes yeux une immense plaine pathologique.

Que de migraineux, d'angineux, de catarrheux, d'asthmatiques, que j'avais soignés sans succès, me devraient leur soulagement toujours, la guérison souvent, grâce au régime qui, entre mes mains, allait devenir la pierre de touche de tout organisme souffrant ; mille souvenirs vinrent m'assaillir : que d'amers regrets ! mais aussi que de douces espérances !

Comhien m'apparut grandiose et profondément vrai, plus encore qu'il ne le supposait, plus étendu qu'il ne l'admettait, et que je ne l'admettais moi-même de prime abord, l'arthritisme de Bazin.

Bien des fois, dans la même famille, j'avais vu la goutte articulaire, l'asthme, le ramollissement cérébral, les affections de la peau et le diabète. Bien souvent, chez le même malade, j'avais vu toutes ces affections succéder les unes aux autres ; j'avais même vu deux fois le cancer de l'estomac terminer l'existence si douloureusement accidentée des diabétiques.

Si je me faisais illusion thérapeutiquement parlant, combien au point de vue pathologique, j'étais au-dessous de la réalité; en examinant plus attentivement, je vis bien autre chose.

Je vis l'humorisme ancien avec ses humeurs peccantes, qu'on a tant ridiculisé, et qui, en somme, est la médecine du jour ; je le vis, dis-je, revenir triomphant, mais cette fois scientifique et raisonné, et réduit à l'unité causale.

J'ai vu l'anatomie pathologique, un instant égarée dans nos tissus, pour y chercher les causes de la maladie; je l'ai vue, dis-je, se replonger dans le sang et y trouver réellement cette fois la cause de toutes ces lésions si minutieusement décrites, mais qui ne sont qu'un effet.

Le fabricant de drap qui trouve une étoffe mauvaise, loin d'incriminer l'étoffe, s'en prend à la matière première qui a servi à la fabrication.

Dans le diabète, ce qui a si longtemps égaré la médecine, c'est qu'elle cherchait et recherchait la lésion anatomique qui n'existait pas au début, qui n'a existé que plus tard par les progrès ultérieurs de la maladie, et qui même bien souvent n'a jamais existé ; elle ne devait pas, elle ne pouvait pas trouver dans le sang cette grande quantité d'acide urique, qui, aussitôt produite, est éliminée ou transformée par les organes sécréteurs et excréteurs.

Examinons la pneumonie franchement inflammatoire, si bien décrite par les anatomo-pathologistes : que se passe-t-il ? Un homme au teint coloré, puissant et vigoureux, s'est exposé, le corps étant en sueur, au froid et à l'humidité ; il devient lourd, somnolent, perd l'appétit, sa langue se charge, il est brûlant et se couche dans un état de malaise indéfinissable. Tout à coup, vers le milieu de la nuit, il est pris d'un violent frisson, avec ou sans point de côté ; son poumon se congestionne, s'hépatise, et après dix à douze jours de fièvre, diminution de l'hépatisation, râles de retour et résolution franche dans une période de temps qui ne dépasse guère quinze à vingt jours, une transpiration abondante annonce la fin de la crise.

La plus grande ressemblance n'existe-t-elle pas entre cette pneumonie franche et l'accès aigu de goutte articulaire? C'est toujours le sang en rupture d'équilibre, sous l'influence ici des *acta*, là des *ingesta*, éliminant, transformant l'*acide urique produit*, qui, par le fait de la suppression de la transpiration, s'est porté en trop grande abondance sur le poumon ou l'articulation qu'il congestionne plus ou moins fortement : et, dans la pneumonie, si l'équilibre a été profondément troublé, que l'arrêt dans l'élimination, dans la transformation par le fait du refroidissement ait été longtemps prolongé, et que par conséquent la surcharge urique du sang ait été considérable, d'autres processus congestifs du même principe s'établissent sur le cerveau, le rein, le foie, l'intestin, d'où la pneumonie avec complication cérébrale, albuminurique, glycosurique et enfin la pneumonie à forme typhoïde, si tous ces organes sont frappés à la fois. Si nous avons l'hépatisation grise, n'avons-nous pas aussi la goutte articulaire suppurée?

Chez un malade, qui a eu une pneumonie, le poumon se congestionne facilement, les récidives sont fréquentes ; dans le cours de l'existence, il est rare qu'une pneumonie n'appelle une pneumonie, de même qu'un accès de goutte articulaire reste rarement isolé. Je connais une famille composée de quatre enfants, où tous, père, mère, enfants, depuis quinze ans, ont eu chacun deux ou trois pneumonies.

Dans la tuberculose, n'est-ce pas ce même principe urique, qui se portant avec excès du côté des poumons, les congestionne, y produit cet état granuleux constitué par une production hétéromorphe, qu'on a appelée tubercule ; et ce tubercule ne contient-il pas lui-même des dépôts calcaires, qui sont comme le cachet d'origine de la maladie? Dans la phtisie n'observons-nous pas souvent le rejet par l'expectoration de matières calcaires ayant absolument la forme ramifiée des petites bronches? ne sont-ce donc pas des dépôts analogues à ceux qu'on observe autour des articulations des goutteux? C'est si bien le même principe que, lorsque je fus arrivé aux dernières limites de la vie, au seuil pour ainsi dire de la mort, je me trouvais, au point de vue de la faiblesse générale et de l'exagération génitale, dans les mêmes conditions que le phtisique et que le goutteux articulaire pendant sa crise.

Dans le cancer, dans les tumeurs fibreuses, graisseuses, dans tous les néoplasmes, n'observons-nous pas les dépôts calcaires, qui n'ont pas subi la transformation fibreuse, graisseuse. ou carnée? Dans les fausses membranes pleurétiques, méningées, sur le cœur, sur les membranes artérielles, ne retrouvons-nous pas ces mêmes dépôts pierreux, qui sont comme l'empreinte de l'arthritisme, qui indiquent que, sur ces différents organes, il s'est produit un processus congestif du principe urique, des urates en excès qui, par leur trop grande abondance, ont exagéré les fonctions physiologiques de ces membranes, produisant ces secrétions abondantes de sérosité et de matière fibrineuse ?

Vous savez, nous savons tous, que chez les cancéreux, l'opération ne réussit le plus souvent qu'à activer la marche de la maladie, à amener sa généralisation dans l'organisme; c'est qu'en effet, après l'amputation du néoplasme les malades, ne sont soumis à aucun régime, ils sont laissés à leur propre inspiration, dans la campagne surtout, où ils vivent principalement de légumes, de farineux et de fruits. Je ne sais si vous avez remarqué, comme moi, que les tumeurs cancéreuses des gens mal nourris prenaient un développement extraordinaire, et qu'aussitôt amputées elles se reproduisaient avec la plus grande rapidité.

Chez les cancéreux, les urines ne sont-elles pas pâles, décolorées, comme du reste chez toutes les personnes profondément arthritiques? Voyez les ataxiques, les urines sont aqueuses, les hystériques n'urinent en quantité qu'après leurs crises. L'acide urique momentanément en excès, sous l'influence du choc émotif ou de tout autre agent perturbateur, a suivi une autre voie d'élimination ; il s'est porté sur le système nerveux qu'il congestionne.

Dans la fièvre typhoïde que voyons-nous? la scène pathologique débute par une éruption furonculeuse intestinale ; bientôt tout l'intestin se prend ; c'est le tour du poumon, du cerveau, et à un moment donné, dans les cas graves, tout l'organisme est si bien envahi qu'il n'existe pas une partie du corps qui ne soit bien douloureuse. Cette grande perturbation économique, qui a pour point de départ la poussée furonculeuse intestinale, n'est-elle pas la conséquence de l'empoisonnement du sang, de l'organisme par l'acide urique.

N'est-ce pas en effet aux changements de saisons, en automne, surtout, pendant les étés pluvieux, les grands froids, les grandes chaleurs, à la suite de *grandes fatigues*, le *surmenage*, qu'éclate presque toujours la fièvre typhoïde? Sous l'influence de la chaleur, de la fatigue, il se produit d'énormes quantités d'acide urique, qui mettent en activité toutes les fonctions de l'organisme. Ces fonctions brusquement supprimées, l'acide urique se porte en trop grande abondance du côté des cellules des organes élaborateurs internes et y produit ces congestions, ces exagérations de l'état physiologique si connues sous les noms d'entérite, de bronchite, de pneumonie, de méningite, de délire aigu ou chronique, suivant les prédispositions individuelles et l'intensité de la cause génératrice.

C'est si bien l'empoisonnement de l'organisme par l'acide urique, sous l'influence des acta, des ingesta et des circumfusa, de la contagion, de la suppression du fonctionnement d'une partie des organes élaborateurs, que l'ensemble des lésions des troubles fonctionnels aigus qui constitue la fièvre typhoïde, nous le retrouvons à l'état chronique dans la goutte, dans le diabète surtout. Si nous suivons, en effet, cette dernière maladie, dans sa période d'état qui confine à la cachexie, à ce moment où l'organisme surchargé établit de toutes parts des processus congestifs, qu'observons-nous? du côté des poumons : des congestions, des bronchites, des pneumonies, des poussées tuberculeuses, des hémorrhagies; du côté de la tête : des otites, de la calvitie, de l'ostéo-périostite alvéolaire, la carie, la chute des dents, des kératites, des décollements rétiniens, la cataracte; du côté de l'estomac, de l'intestin : de la gastrorrhée, des vomissements, de la diarrhée ou de la constipation, des hémorrhagies; du côté de la peau : des furoncles, des anthrax, des phlegmons, des érysipèles, de la gangrène, du purpura; du côté des reins : de l'albuminurie; sur le système nerveux : des poussées congestives, des névralgies, des troubles intellectuels, la soif, la chaleur de la peau, la sécheresse cutanée et enfin la mort subite.

Toutes ces lésions, tous ces symptômes, ne les observons-nous pas à l'état aigu dans la fièvre typhoïde?

Leur développement, lent dans le diabète, différencie seul cette maladie de la fièvre typhoïde classique; deux entités morbides, qui ne diffèrent que par la marche plus ou moins rapide des mêmes lésions, ne sont-elles pas sous la dépendance du même principe morbide?

Dans l'hiver de 1882, je voyais avec le Dr X..., médecin militaire, une jeune dame enceinte qui, en soignant sa fille atteinte d'une fièvre typhoïde, avait contracté ce que je croyais être la même maladie. Elle avait une soif inextinguible, des urines abondantes et claires comme de l'eau de roche, sans sucre (7 à 8 litres dans les 24 heures), le pouls à 120, la langue, noire au centre, fendillée ; la diarrhée et des redoublements fréquents qui s'annonçaient par des borborygmes s'entendant des chambres voisines. En arrière existait une violente douleur hépatique : je fus assez heureux pour enrayer ces accidents, après 24 jours de durée, grâce à la quinine, qu'elle prit à la dose de 2 grammes par jour.

N'est-ce pas le microbe typhoïdique, ou la constitution médicale du moment, la fatigue ou les émotions, en un mot, les acta, les ingesta ou les circumfusa, qui avaient engendré chez la mère ce trouble du sang, cette surcharge urique, cette fermentation urique qui s'était traduite par un processus congestif aigu, établi sur le foie au lieu de toucher l'intestin ; processus qui n'était autre chose qu'une congestion aiguë hépatique-typhoïde, identique à celle que j'ai provoquée sur moi et que vous pouvez provoquer avec le colchique sur le premier diabétique venu.

Dans ces grandes poussées uriques à forme typhoïde, aussi bien du reste que dans toutes les manifestations arthritiques, la maladie est génératrice d'elle-même, *elle enfante le microbe* qui s'en ira semer au loin la désolation et la mort, en reproduisant, s'il pénètre par effraction dans un terrain bien préparé, la personnalité pathologique qui l'a engendré. C'est ce germe qui, atténué, ne reproduit qu'une forme très adoucie de la maladie qui lui a donné naissance.

N'est-ce pas le froid, la chaleur, l'humidité, les brusques changements de température, de saisons, les grandes émotions, les grandes peurs, les grandes fatigues et la contagion (en 1870-1871) qui amènent ces ruptures dans l'équilibre du sang, ces grandes productions d'acide urique et ces grandes poussées uriques que nous appelons variole, scarlatine, rougeole, influenza, etc. fièvre typhoïde, etc., etc.

Le froid : J'ai connu un paysan qui avait manifestement contracté la glycosurie à la suite d'un refroidissement. Après avoir enfourné du pain toute la journée, il était sorti, s'était mouillé et avait immédiatement contracté une glycosurie dont il était mort.

La peur : A-t-on jamais tenu compte de son action profondément perturbatrice du sang? et cependant, rappelez-vous l'épidémie cholérique de 1884 : au début, on discuta longtemps sur son origine et sa nature ; les délégués officiels, qui opinaient *pour le choléra nostras*, forcés de se rendre à l'évidence, déclarèrent dans les premiers jours du mois d'août, que c'était bien le *choléra asiatique*, qui sévissait sur tout le midi de la France. Le lendemain de cette constatation, sans que les conditions climatériques fussent changées, on observa de nombreux cas de choléra foudroyant, et tous les journaux médicaux ou politiques, remarquèrent qu'à partir de ce moment, pendant une certaine période de temps, la maladie revêtit un caractère de gravité qu'elle n'avait pas présenté jusqu'alors.

Mais pour en revenir aux grandes maladies que je viens d'énumérer, nous sommes loin de l'arthritisme franc, de la pneumonie, de la goutte articulaire; mais que de points de contact! ce sont des furoncles, des poussées eczémateuses. N'a-t-on pas observé le diabète dans la rougeole, la scarlatine, la variole.

N'est-ce pas le même principe urique qui, dans la scarlatine, après avoir établi son processus congestif du côté de la peau et des muqueuses, s'il est entravé dans son évolution pathologique normale et si l'équilibre a été profondément troublé, n'est-ce pas dis-je ce même principe qui, suivant un déterminisme individuel, héréditaire ou inhérent à la cause efficiente, établit de nouveaux foyers congestifs, soit sur le cerveau, l'intestin, le rein, l'axe cérébral spinal, produisant la méningite, l'entérite, l'albuminurie, l'épilepsie, et va enfin congestionner le système articulaire.

Et la syphilis ! N'est-elle pas une des manifestations de l'arthritisme susceptible d'engendrer un poison, le plus pénétrant, le plus subtil des poisons uriques? N'a-t-on pas observé la glycosurie dans cette maladie, la chute des cheveux, des dents et des ongles, absolument comme dans le diabète? N'avons-nous pas le rhumatisme blennorrhagique, les épanchements synoviaux, les douleurs rhumatoïdes.

Dans une clinique fort intéressante sur la blennorrhagie, M. le Dr Galard citait deux cas d'uréthrite authentique, survenus dans les circonstances suivantes : deux voyageurs s'absentent du domicile conjugal pendant trois mois pour affaires, ils voyagent en Allemagne, boivent des alcools, vivent de la vie excitante des Allemands, font des excès et ne se privent absolument que de femmes. Ils reviennent en France, après un jeûne de quelques mois, revoient leurs épouses et contractent un écoulement.

De part et d'autre, impossible de soupçonner la fraude. On ne peut incriminer que quelques légères flueurs blanches. C'est donc un véritable écoulement spontané qui s'est déclaré. L'organisme, sous l'influence des alcools et de la vie excitante, était riche en acide urique ! L'arthritisme n'attendait pour faire éclosion, qu'une circonstance favorable : la moindre émotion, le moindre choc extérieur devait rompre l'équilibre, troubler le sang, amener la surcharge urique de l'organisme, et une poussée congestive quelconque. Dans de pareilles conditions, si le malade s'était refroidi, il aurait contracté, soit un rhumatisme, une pleurésie ou une pneumonie ; dans un milieu favorable la fièvre typhoïde : il s'est plongé dans le milieu favorable à la manifestation arthritique à forme syphilitique ; il a coïté et contracté la blennorrhagie.

Si les deux acteurs avaient été depuis longtemps dans les mêmes conditions d'existence et de milieu, qu'ils se fussent adonnés fréquemment aux émotions perturbatrices du coït, qu'ils eussent négligé les soins de la plus élémentaire propreté, qui nous dit que tous les deux n'auraient pas eu la syphilis?

Bien souvent nous avons observé les accidents secondaires de la syphilis, sans traces de chancre; pour expliquer cette anomalie, nous invoquions un chancre uréthral, anal ou buccal, enfin la lésion primitive guérie sans avoir été remarquée par le malade. N'étions-nous pas en présence d'une syphilis spontanée sans contagion? les divers chancres, n'étant le résultat que de la syphilis par contagion, comme la pustule maligne est le résultat du charbon par contagion ; d'ailleurs, l'individu, qui, le premier, a eu la syphilis a nécessairement dû trouver, dans l'acte même du coït, la cause génératrice de la maladie !

Dans la *Gazette des hôpitaux* du 5 mai 1885, je lisais l'histoire d'une jeune femme qui, veuve depuis quatre ans, contracta un second mariage, et fut prise, après un premier rapprochement, d'une paraplégie qu'on eût toutes les peines du monde à guérir.

Cette lésion n'était-elle pas le résultat d'une poussée urique d'origine sexuelle, qui s'était produite sur la moelle au lieu de se faire à la peau? Dans ce cas, il n'est pas venu à l'idée du médecin de rechercher la lésion primitive; il s'est contenté tout simplement d'invoquer l'émotion perturbatrice, ce qu'il n'eût osé faire, on ne sait pourquoi, s'il s'était agi de lésions cutanées.

La syphilis est une affection professionnelle au même titre que la gale des Africains, la goutte articulaire, la colique et les divers troubles fonctionnels produits par le plomb chez certains ouvriers peintres. Les émotions souvent répétées, inséparables d'un coït quelque indifférent qu'il soit, la vie sédentaire, l'alimentation défectueuse, la misère, les alcools, le défaut d'harmonie dans les différentes fonctions sont autant de causes qui, à l'instar du plomb, troublent l'équilibre du sang, amènent la surcharge urique de l'organisme, et ces poussées congestives uriques spéciales du côté de la peau et de l'organe en fonction.

Dernièrement, à la Société de Biologie, M. le Dr X présentait une série de recherches sur les modifications éprouvées dans leur marche par la syphilis et la blennorrhagie chez la femme, dans le cours d'une fièvre typhoïde.

De ces recherches, il résultait que les manifestations syphilitiques cutanées disparaissaient pendant l'évolution d'une fièvre typhoïde, et que la blennorrhagie, au contraire, présentait une sorte d'exacerbation et se montrait beaucoup plus rebelle au traitement.

Comment comprendre cet amendement, cette suppression des lésions syphilitiques cutanées sans l'unité du principe morbide ? Avec cette unité, au contraire, on s'explique très bien qu'un grand processus congestif du même principe s'étant établi du côté des muqueuses, les lésions syphilitiques osseuses, cutanées ou autres, ont dû nécessairement disparaître par le fait de cette décharge urique de l'organisme ; tandis que la muqueuse vaginale, participant comme les autres muqueuses à cette élimination, a vu s'accroître son écoulement blennorrhagique.

M. le professeur Parrot, d'illustre et regrettée mémoire, soutenait à la Société médicale, avec un grand talent de parole et en observateur profondément convaincu, l'origine syphilitique du rachitisme. Les os pathologiques du syphilitique ne diffèrent en rien de ceux du rachitique, disait-il : j'ai cherché en vain à les différencier : or, il est impossible en suivant la série d'altérations qu'ils présentent, de ne pas arriver à cette conclusion : que c'est la même cause qui produit les premières et les dernières de ces altérations. Quatre-vingt-dix fois sur cent, le rachitisme se rencontre sur des enfants actuellement atteints, ou ayant été atteints de syphilis héréditaire. Reste à expliquer ces dix cas exceptionnels. D'abord, il y a des syphilides qui ne laissent pas de traces,

ensuite la syphilis peut ne porter que sur les os. Pour expliquer.
ces dix cas exceptionnels comme on le voit, M. le professeur·
Parrot était forcé de s'appuyer sur des symptômes négatifs de
syphilis. Si actuellement ces caractères n'existent pas, ils ont pu
exister, ont pu passer inaperçus, dit-il, les syphilides n'ayant·
qu'un caractère temporaire.

L'étude histologique, continue-t-il, revêt les mêmes caractères
dans toutes les altérations, syphilitiques ou rachitiques ; il est
donc véritablement impossible d'admettre que toutes ces lésions.
typiques, identiques à elles-mêmes, ne reconnaissent pas la
même cause.

A cette exposition magistrale d'une opinion appuyée sur de
nombreuses observations, MM. les D^rs X et X ont opposé des
observations non moins probantes, démontrant l'origine non
syphilitique du rachitisme : et moi-même j'ai vu nombre de rachitiques, chez lesquels il était impossible d'invoquer l'origine syphilitique de la maladie.

M. le professeur Parrot nous a trop habitués à tenir pour rigoureusement exactes ses observations. Nous sommes donc convain-
cus, comme lui, que toutes ces lésions syphilitiques ou rachitiques, identiques à elles-mêmes, reconnaissent la même cause.
Mais remontant plus haut que M. le Dr Parrot, pourquoi ne pas
admettre que syphilis et rachitisme procèdent du même principe
urique ?

Sous l'influence de certaines conditions spéciales d'existence et
de milieu, pourquoi la syphilis ne serait-elle pas *spontanée*, c'est-
à-dire provenant de l'acte du coït, la persistance et la durée de la
maladie s'expliquant naturellement par la continuité de la cause
qui l'a engendrée, et chez l'enfant naissant par la nature du sang
qui l'a nourri ou la présence des microbes pathogènes ?

Toutes les grandes épidémies de choléra, de typhoïde sont nées
de la fatigue, de l'encombrement dans les grandes agglomérations, dans les camps, et de là se sont répandues dans tous les
pays. Au xve siècle, ne vit-on pas apparaître au milieu des armées
françaises en marche, un mal terrible qu'on appela mal français,
et qui sévit épidémiquement, non seulement sur l'armée envahis-
sante, mais encore sur tout le pays envahi, et de là se répandit
en Europe ? Nous savons aujourd'hui que c'était la syphilis, née
comme toutes les épidémies, de l'encombrement, de la fatigue, de
toutes les mauvaises conditions hygiéniques que subissait l'ar-

mée et qui n'attendait pour éclater sous cette forme que la pratique du coït et de la pédérastie.

Et la scrofule, cet arthritisme si commun avec ses déformations, ses chutes d'ongles, de cheveux, des dents, ses amputations partielles, ses ulcérations rongeantes, n'est-elle pas la manifestation la plus terrible du principe urique, le résultat de la congestion urique qui s'est établi sur le système lymphatique et parmi les affections nerveuses l'ataxie locomotrice! n'est-ce pas le même principe qui, congestionnant le système nerveux central, gagne peu à peu le système nerveux périphérique, produit ici la chute des dents et la chute des ongles, absolument comme dans le diabète, et termine enfin son processus congestif par l'envahissement des articulations, gagnant là où débute la goutte articulaire franche?

Et cette grande ataxie de l'idée qu'on appelle la folie? n'est-ce pas ce même principe urique qui, congestionnant le cerveau, s'en va toucher le foie et provoquer la glycosurie qu'on observe assez souvent chez les aliénés?

Et cette forme si attristante de l'arthritisme correspond toujours aux changements de saison, aux changements brusques de température, aux températures extrêmes froides ou chaudes, aux grandes émotions, aux grandes peurs, aux grandes fatigues, aux grands excès, aux grandes joies, aux grands chagrins.

Je l'ai vue succéder à la goutte articulaire, à des tumeurs manifestement cancéreuses, à des granulations conjonctivales, qui jusqu'à ce jour sont loin d'avoir été considérées comme des manifestations de l'arthritisme, et, à ce propos, je citerai les deux observations suivantes, bien faites pour frapper l'attention.

Je soignais à l'hôpital, avec le docteur X, une jeune fille de 25 à 30 ans, atteinte de *pannus* consécutif à des granulations palpébrales; nous fûmes assez heureux avec un traitement médico-chirurgical pour guérir complètement notre malade. Mais deux mois après la guérison, tout traitement ayant été suspendu, cette femme fut atteinte d'un accès aigu de manie, qui nécessita son transfert dans une maison d'aliénés, d'où elle est sortie guérie après quelques mois de séjour.

Un cordonnier vit disparaître, sous l'influence d'énergiques cautérisations, un cancroïde de la face; cet homme, trois mois après atteint de folie, mourut dans une maison de santé. Je pourrais et vous pourrez, en cherchant, multiplier à l'infini les faits.

Et la vieillesse, cette dernière maladie qui n'atteint que quelques privilégiés ; n'est-elle pas la manifestation ultime de l'arthritisme ? ces cheveux blancs et caducs, ces dents cariées chassées de leur alvéole par l'ostéo-périostite, cette peau rugueuse, parcheminée, recouverte d'écailles furfuracées, ces ankyloses, ces déformations articulaires, cette surdité, ces cataractes, ces ulcérations rongeantes, ces gangrènes, ces phlébites, ces transformations athéromateuses, ces catarrhes, ces bronchites, ces cystites, ne retrouvons-nous pas à ce moment, l'ensemble des lésions que nous avons observées chez le diabétique, ce vieillard anticipé ?

La vieillesse n'est-elle pas le résumé, l'agglomération de toutes les lésions qui, brusquement dans le cours de la vie, peuvent interrompre l'existence ? C'est un organisme dont les divers organes d'élaboration engorgés, usés par l'existence, sont de proche en proche anéantis, détruits par l'abondance des matériaux qui ont servi à sa constitution, à sa réparation et à son fonctionnement.

Et l'enfance enfin, cet état physiologique, si voisin de la vieillesse, au point de vue pathologique, qu'on a pu dire sans exagération que les extrêmes se touchaient ; n'est-ce pas à l'abondance, à la richesse urique de l'organisme, à l'impressionnabilité toute spéciale de cet organisme, aux circumfusa, aux acta et aux ingesta, la vitalité de la cellule expliquant la différence des lésions, et la possibilité d'une guérison chez les enfants, impossible chez les vieillards, n'est-ce pas, dis-je, à cet ensemble de causes, qu'elle est redevable comme le vieillard de cette grande susceptibilité morbide, qui la fait si sensible aux variations de température, aux changements de saison ?

Les grands froids de l'hiver, les grandes chaleurs de l'été, l'humidité de l'automne, font de nombreuses victimes parmi les enfants et les vieillards. C'est à certaines époques déterminées que nous voyons le plus fréquemment les méningites chez les uns et les apoplexies chez les autres. Ainsi se comprend cette grande impressionnabilité des deux âges extrêmes de la vie aux diverses substances médicamenteuses, aux circumfusa physiques ou moraux qui nous englobent. Ne savons-nous pas combien vieillards et enfants supportent difficilement l'opium ? Le danger des émotions chez les uns et les autres, nous est bien connu. La susceptibilité lacrymale, la facilité des larmes est si grande chez le vieillard, qu'on a dit de lui avec raison qu'il tombait en enfance. Les accès de fièvre de croissance, les douleurs osseuses qui surviennent chez les adolescents sous l'influence des émotions, de la fatigue, ne sont-ils pas analogues aux poussées articulaires qui, sous l'influence des mêmes causes, se produisent chez les goutteux articulaires ?

Ne vous semble-t-il pas que nous arrivons à l'unité pathologique?

N'avons-nous pas, en effet, le principe urique créé par l'être vivant, où plutôt inhérent à son existence, et se produisant sous l'influence des causes les plus diverses, se manifestant sous toutes les formes suivant la nature, l'essence des cellules, des organes qu'il atteint, donnant l'excitation de la vie à la machine humaine, inerte et immobile sans lui; fabriquant de toutes pièces les divers rouages de cette même machine, les entretenant dans un état suffisant pour leur permettre d'accomplir les fonctions qui leur sont dévolues; mais aussi par sa trop grande abondance, ses effets congestifs, exagérant ces mêmes fonctions, les anéantissant, détruisant l'organe chargé de les accomplir; étant tout à la fois le constructeur, le moteur, le réparateur, le reproducteur et le destructeur de cette même machine ?

L'unité pathologique, logiquement, doit engendrer l'unité thérapeutique, et, chose étrange, cette unité n'a-t-elle pas été entrevue par l'usage général et toujours utile qu'on a fait de l'iodure de *potassium*, de *sodium*, en un mot de tous les sels à base de potasse et de soude ?

L'unité pathologique réciproquement devait découler de cette unité thérapeutique. En supprimant les causes on devrait donc supprimer les effets, *mais supprimer les causes serait supprimer la vie.*

Ne pouvant supprimer les causes, sachons donc, par une alimentation sagement réglementée et une hygiène appropriée, prévenir et atténuer les effets morbides de ces exagération de l'état physiologique, de ces congestions, de ces déviations de la nutrition.

L'unité pathologique démontrée, le principe urique admis, il m'a semblé que les distinctions établies entre la rage inoculée et la rage par émotion, réelles quant à la gravité de la maladie, devaient disparaître, si on n'envisageait que la question pathogénique.

L'impression nerveuse n'est pas un vain mot avec l'idée que je me fais de l'arthritisme. L'émotion est le choc perturbateur, sous l'influence duquel il se fait une perturbation dans l'équilibre du sang, une production et une poussée urique congestive sur la moelle, les nerfs laryngés, les glandes salivaires, les vésicules séminales, etc., etc., qui donne tous les symptômes de la rage ; de telle sorte que, suivant la qualité de l'arthritique et l'intensité de la perturbation, une personne qui n'a pas été mordue, peut sinon mourir, mais présenter tous les symptômes de la rage. Le choc émotif est l'analogue d'une violence extérieure par exemple, qui atteignant le genou y produit, chez le goutteux articulaire, une poussée goutteuse. Nous avons l'accès de goutte articulaire, par émotion, pourquoi n'aurions-nous pas l'accès de rage par émotion ?

On n'a jamais tenu compte de cette émotion perturbatrice qui, dans les morsures par animaux enragés, a engendré des cas de rage d'inégale intensité ; c'est elle, à mon sens, qui donne à la morsure du loup enragé, cette suprême gravité. La vue de cet animal suffit souvent pour provoquer des troubles nerveux multiples et variés ; la frayeur qu'il a occasionnée a été quelquefois mortelle. Faut-il après ces exemples s'étonner que la morsure du loup enragé, acharné sur sa victime, ait engendré, des cas de rage foudroyants et toujours plus graves que ceux produits par le chien, qui le plus souvent mord sa victime sans qu'elle y prenne garde.

Le Dr X... me montrait tout récemment un homme qu'il avait eu toutes les peines du monde à guérir d'une infirmité bien extraordinaire. Ce malade avait été mordu par un chien qu'il supposait enragé ; on lui démontra par la présence de l'animal que cette bête n'était que méchante. Néanmoins, l'émotion, les préoccupations avaient été tellement violentes, que, deux ans encore après l'accident, chaque fois que le malade voyait un chien, il était pris de contractures très douloureuses dans les membres supérieurs et inférieurs, et s'arrêtait *tétanisé* et pour ainsi dire hypnotisé par l'animal.

Je connais une jeune personne atteinte d'un léger eczéma palpébral, qui sous l'influence de la moindre émotion, de la moindre contrariété, voit reparaître son éruption : dernièrement encore, un accident de voiture ramena instantanément et avec une certaine intensité cette poussée urique. Ce fait, du reste, n'est pas plus extraordinaire que la diarrhée qui survient chez les militaires non habitués au feu ; ce flux intestinal que Trousseau appelait diarrhée nerveuse, est-il autre chose qu'une poussée urique par choc émotif ?

Le plaisir, la joie, le chagrin, ne sont-ils pas autant de chocs émotifs qui troublent l'équilibre du sang et amènent ces productions et ces poussées congestives uriques qui se traduisent par des convulsions, des attaques hystériques ou des larmes, suivant les prédispositions individuelles? J'ai connu une jeune personne enceinte de deux mois, par conséquent en état d'imminence physiologique du côté des seins, qui, sous l'influence d'une violente émotion produite par un incendie, fut prise subitement d'un écoulement très abondant de lait.

Ne savons-nous pas que les peines morales tuent? n'avons-nous pas vu l'apoplexie se produire à la suite d'un violent chagrin, d'une violente émotion? Toutes nos fonctions ne sont-elles pas la résultante de poussées et de transformations uriques; et la cessation, l'engourdissement ou l'exagération de ces mêmes fonctions, le fait d'une trop grande décharge urique du sang et d'altérations anatomiques produites par ces poussées congestives multiples et permanentes? S'échauffer en marchant; se griser en parlant; l'enivrement de la victoire, de l'amour, des passions; digérer ses émotions, sont à mon sens autant d'expressions qui témoignent d'une saine observation des faits.

J'ai connu une jeune fille qui avait fait tout ce qu'il fallait pour devenir enceinte, elle ne l'était pas, mais elle était tellement inquiète, c'est-à-dire avait le sang tellement troublé, qu'elle avait le masque, les taches et les vomissements de la femme enceinte.

Dans le cancer, les violentes émotions n'augmentent-elles pas les douleurs? les chutes, les coups portés sur la tumeur, ne précipitent-ils pas la marche de la maladie? Les malades eux-mêmes n'attribuent-ils pas, et avec raison, l'apparition du néoplasme à un coup porté sur le sein, par exemple? d'autres à une violente émotion?

Dans le monde parlementaire, succombait récemment aux progrès d'une tumeur cancéreuse du foie une haute personnalité; deux mois après, sa femme mourait de la même maladie, développée également sur le foie. Ne faut-il pas voir dans ce fait autre chose qu'une simple coïncidence? Depuis longtemps la malade se faisait renseigner sur la nature et les progrès de la tumeur de son mari par le médecin; n'a-t-elle pas dû, à l'influence de cette constante préoccupation, de ce choc émotif, le développement sur son propre foie d'une poussée congestive urique de même nature?

A une des séances de l'Académie de médecine du mois de juillet 1885, M. Brown-Séquard a raconté le phénomène suivant qui se serait produit dans une maison du quartier des Batignolles : une mère regardait sa fille qui était penchée sur une fenêtre à tabatière. A un moment, le suppport de la croisée s'étant détaché, le vasistas tomba et vint frapper le bras de l'enfant. Au moment de la chute, la mère s'évanouit ; mais quelle ne fut pas sa surprise, lorsqu'elle revint à la vie, de trouver sur la partie de son bras correspondant au point où l'enfant s'était blessé, une vaste ecchymose, plus profonde, plus étendue que celle de sa fille, et qui fut très longue à guérir ! Quel exemple frappant de perturbation dans l'équilibre du sang, de production d'acide urique et de poussée congestive urique, sous l'influence du choc émotif produisant absolument la même lésion que le choc direct d'un objet !

J'ai connu, vous avez connu comme moi, bien des personnes qui, à la suite de violents chagrins, ont considérablement engraissé ; j'ai, parmi mes clientes, une malade que les misères de la vie n'ont point épargnée. Une préoccupation, un ennui de quelques jours se traduit toujours par une augmentation de poids !

Dans l'hystérie, n'est-ce pas de cette façon que nous devons nous expliquer ces aboiements, ces paraplégies, ces crises hystériques qui envahissent toute une salle d'hôpital, lorsqu'une malade est prise d'une quelconque de ces crises nerveuses? Sous l'influence du choc émotif, rupture dans l'équilibre du sang, production d'acide urique et poussée congestive sur la moelle, sur certains nerfs, d'où paraplégie, aboiements, et guérison par une violente émotion, choc dérivatif, surexcitant tout l'organisme.

Et dans les belles expériences qui ont été faites sur les hystériques à la Salpêtrière par M. le professeur Charcot, n'est-ce pas encore par choc émotif qu'il trouble le sang, qu'il obtient la production d'acide urique, et ces poussées congestives uriques sur le système nerveux, qui amènent l'état cataleptique, léthargique et somnambulique, ces expériences ne sont-elles pas autant d'attaques de goutte provoquées sur le système nerveux qui ne font qu'aggraver la situation du malade?

Et le tétanos, si voisin de l'état cataleptique dont il n'est que l'exagération? Ici, ce n'est plus simplement le choc émotif, mais bien le froid, la contagion, la chaleur, l'humidité supprimant certaines fonctions qui amènent ces ruptures dans l'équilibre du sang, ces productions et ces grandes poussées uriques, sur tout ou partie du système nerveux central et périphérique ?

Dans le vulgaire existe un préjugé, qui consiste à éviter l'épileptique en pleine attaque, sous prétexte que sa crise est contagieuse. Ce préjugé n'a-t-il pas sa raison d'être et ne s'appuie-t-il pas sur une saine observation de crises épileptiques provoquées dans l'entourage du malade par ce que j'ai appelé le choc émotif ?

Dernièrement, je lisais dans la *Gazette des hôpitaux* que deux médecins-vétérinaires, après avoir inoculé le vaccin-charbon à une vache pleine, avaient constaté que non seulement la mère n'était plus susceptible, pendant un certain temps, de contracter le véritable charbon, mais que cette immunité elle la transmettait à son produit. Pour que cette observation fût complète, il faudrait savoir si un taureau, vacciné avec le charbon-vaccin et faisant une saillie après cette inoculation réussie, transmettrait au produit l'immunité que lui a conférée le vaccin.

Cette constatation ne donnerait-elle pas la clef de certains faits d'observation médicale et vulgaire, qui jusqu'à ce jour sont restés inexpliqués ?

Ne dit-on pas que la goutte articulaire, la folie, l'épilepsie et nombre d'autres maladies héréditaires sautent souvent une génération ?

La meilleure manière d'être vacciné d'une maladie, c'est d'avoir eu cette maladie. Le sujet qui a eu la variole, entre tous les vaccinés est le mieux vacciné. Ne peut-on pas dire qu'un père ou une mère qui ont eu la goutte, la folie ou l'épilepsie, transmettent à leur rejeton direct l'immunité pour ces formes morbides ? Un père et une mère syphilitiques guéris transmettent à leur rejeton direct l'immunité pour ces formes morbides, si connues sous le nom de vérole, mais ne les préservent pas d'autres maladies qui jusqu'à ce jour n'ont pas été considérées comme étant la conséquence du coït exagéré.

J'ai connu, et vous avez connu comme moi, bien des personnes qui ont cohabité avec des syphilitiques et qui n'ont jamais contracté la vérole. Je connais deux sourds-muets mariés dont les enfants n'ont nullement hérité de l'infirmité du père.

Un père et une mère de grande taille engendrent souvent des enfants de moyenne grandeur, et réciproquement des parents de taille moyenne ont des enfants très grands. Cherchez parmi les ascendants et vous trouverez l'explication de ces apparentes anomalies. La santé elle-même saute souvent une génération : un père et une mère bien portants engendrent souvent des enfants malingres et chétifs, et réciproquement les enfants de parents malades héritent de la bonne santé des ascendants du second degré.

Les mêmes explications ne sont-elles pas applicables aux manifestations aiguës de l'arthritisme ? Interrogez les antécédents d'une famille où plusieurs enfants ont eu le croup, par exemple : en remontant du côté du père ou de la mère, vous apprendrez que si ces derniers n'ont pas eu le croup, ils ont eu des frères ou sœurs, ou leur père ou mère qui ont eu cette maladie ; de même pour la fièvre typhoïde, le rhumatisme, la rougeole, etc. Si les ascendants ont eu l'une ou l'autre de ces maladies, ces mêmes maladies, en sautant une génération, affecteront les descendants. Ne dit-on pas, surtout le public ignorant des choses de la médecine, que le croup, la fièvre typhoïde suivent le sang ?

Les agglomérations d'individus ne sont-elles pas soumises aux mêmes immunités momentanées pour telles ou telles formes morbides ? Et cette immunité, qui est la conséquence de la maladie subie et guérie, a la même durée que celle engendrée par le vaccin.

MODE D'ACTION

DES SUBSTANCES MÉDICAMENTEUSES

Toujours à l'aide des mêmes faits continuons notre exploration à travers le monde fantaisiste que j'ai supposé, et cherchons à nous rendre compte du mode d'action des substances médicamenteuses.

Je comprends les difficultés d'une pareille recherche, et je me serais certainement contenté de répéter, après tant d'autres, que l'opium fait dormir, parce qu'il possède une vertu dormitive, si je n'avais cru trouver dans l'étude attentive des symptômes présentés par ma maladie une explication rationnelle de l'action physiologique des substances médicamenteuses, action physiologique qui, mieux comprise, nous permettra peut-être de nous rendre compte de leur action dans l'état pathologique.

Le sang, comme nous l'avons vu dans ma maladie, sous l'influence des acta, des ingesta et des circumfusa, subit certaines modifications, une sorte de décomposition, de fermentation, qui se traduit toujours par une production d'acide urique dont il se débarrasse immédiatement en traversant les différents départements de l'organisme. Ces poussées uriques sont ou physiologiques ou pathologiques, et les poussées pathologiques ne sont, comme je crois l'avoir démontré, que des exagérations de l'état physiologique, permanentes ou passagères.

Dans l'enfance, la congestion urique se traduit *souvent* par la croissance fébrile exagérée. A l'âge mûr, elle se traduit par différentes formes morbides ou se manifeste par l'engraissement, qui est la forme naturelle de l'arthritisme, qui est la santé. C'est elle, enfin, qui amène la vieillesse avec tout son cortège d'infirmités.

Dans l'état de santé, comment agissent les médicaments? Autrement dit, quelle est l'action physiologique de la quinine, par exemple ?

La quinine à faible dose, prise en santé, comme tous les ingesta, trouble l'équilibre du sang, amène une production d'acide urique, dont il se débarrasse en établissant des poussées qui se traduisent par l'engraissement, car la quinine engraisse. A plus forte dose, elle produit les bourdonnements, les tintements d'oreilles, l'amaurose quininique, voire même la mort, mort par poussée arthritique cérébrale.

Si nous envisageons les effets physiologiques et pathologiques de ce qu'on appelle l'aliment, n'arrivons-nous pas aux mêmes constatations symptomatiques que celles présentées par la quinine ou les poisons?

Dans l'état de santé, si nous prenons une trop grande quantité d'aliments, n'éprouvons-nous pas les mêmes symptômes morbides que ceux provoqués par de trop fortes doses de quinine, par exemple, fièvre, diarrhée, sueurs, abondance des urines, salivation, maux de tête, vertiges, somnolence, vomissements, crampes, convulsions, urticaire, etc., etc.? Mais lorsque nous avons été affaiblis par une cause quelconque, cette même quantité d'aliments est bien supportée et reconstitue l'organisme. La dose de l'aliment doit donc être proportionnelle à l'intensité de la dénutrition, à l'intensité de la dépense urique. Si nous sommes affaiblis par la fatigue, les émotions, une fois l'acide urique détruit, éliminé, nous pouvons manger davantage sans inconvénients, comme aussi nous pouvons, sans danger, absorber d'assez fortes doses de poisons.

Voilà pourquoi, après dix jours de jeûne, *Succi* a pu avaler 25 grammes de laudanum, sans éprouver la moindre fatigue; réconforté, ragaillardi, revivifié bien au contraire par une dose qui l'eût certainement tué au début de son expérimentation.

Ne savons-nous pas que, dans l'Inde, les voyageurs privés de nourriture mangent de l'opium, et supportent sans aliments proprement dits les plus grandes fatigues? je connais une personne de 75 ans, mangeant très peu qui, depuis 35 ans, tous les soirs, prend *une cuillerée à soupe* de laudanum et se porte très bien.

Lors donc que, par le fait des acta, des ingesta ou des circumfusa, l'équilibre du sang a été profondément troublé et qu'il s'est produit une grande quantité d'acide urique ou une grande dépense urique, la quinine devient un reconstituant de l'organisme, un véritable aliment, dont la dose doit être proportionnelle à l'intensité de la dénutrition, de la dépense urique: Elle surexcite toutes les fonctions, toutes les cellules, contre-balance, corrige les fâcheux effets des acta, ingesta ou circumfusa, qui ont congestionné, engorgé d'autres organes ; elle stimule les fonctions digestives, elle sollicite les sécrétions, tend à désobstruer l'organe malade en surexcitant non seulement cet organe, mais tous les autres organes élaborateurs, et, dans cette action, elle est puissamment aidée par l'action résolutive tonique des sels de soude, de potasse ou la digitale qui, de leur côté, surexcitent surtout les organes excréteurs, rein, glandes intestinales, etc., etc. ; elle tend donc à la reconstitution de la santé en rétablissant l'harmonie entre les différentes fonctions.

Vous savez combien j'étais partisan de la quinine, je voyais un peu l'intermittence partout, et, suivant la gravité des cas, j'employais toujours avec succès le fébrifuge à dose très forte. Moi-même, quelles doses n'ai-je pas absorbées !

Ah ! je m'explique aujourd'hui cette immunité relative, ce qu'on appelle l'idiosyncrasie.

En oculistique, dans les abcès serpigineux de la cornée, passibles de l'opération de *saemisch*, j'ai souvent réussi à enrayer la maladie avec 1 gr. 50 de quinine par jour. Je pratiquai le pansement à la gaze et au coton salicylé, j'administrai tous les matins un verre d'Hunyadi-Janos, et avec des abcès très étendus à épanchement purulent occupant le tiers de la chambre antérieure, j'ai quelquefois guéri sans opération. Avec le salicylate de soude à la dose de 3 à 4 grammes par jour et un repos absolu, j'ai aussi obtenu les mêmes résultats.

Dans l'érysipèle, 1 gramme de quinine tous les soirs, deux tiers de verre d'Hunyadi tous les matins, suffisent pour enrayer la maladie qui n'a guère qu'une durée de quelques jours. Dans la pneumonie, les sangsues au début, les vésicatoires, les lotions tièdes, les laxatifs, le kermès, la quinine, le bouillon et le lait ont promptement raison de la maladie.

Le salicylate de soude n'agit-il pas comme la quinine et les sels de potasse en surexcitant tout à la fois les organes de sécrétion et d'excrétion : en surexcitant le rein et les émonctoires naturels, ne fait-il pas ainsi disparaître les engorgements articulaires ; de là son incontestable efficacité dans le rhumatisme et dans presque toutes les maladies : orchites, pleurésies, conjonctivites, kératites, iritis, angines, engorgements ganglionnaires.

Si nous appliquons le même raisonnement aux ingesta, tels que :

l'arsenic, le fer, l'opium, l'alcool, le chloroforme, le plomb, le mercure, le sérum naturel, les eaux minérales naturelles ou artificielles ; aux circumfusa physiques ou moraux, tels que : les miasmes, le froid, la chaleur, l'humidité, les émotions, la joie, la douleur, la peur, la fatigue, nous voyons qu'en l'état de santé l'arsenic, par exemple, est, comme la quinine, un puissant perturbateur du sang dont la poussée urique se traduit par l'engraissement.

Si la dose d'arsenic est considérable, des poussées uriques congestives s'établissent du côté de l'estomac, de l'intestin, du foie, et amènent les vomissements, la diarrhée, la glycosurie. L'arsenic dans la maladie est, comme la quinine, un reconstituant qui doit être donné à dose proportionnelle à l'intensité de la dénutrition, de la dépense urique, de la congestion.

Les sels de potasse et de soude sont également de puissants perturbateurs de l'équilibre du sang ; mais ces deux substances et d'autres similaires ont en outre la propriété de diriger, principalement du côté d'organes excréteurs, tels que le rein, la peau, l'intestin, la poussée urique, qui est la conséquence de leur pouvoir perturbateur. Le sang se débarrasse par ces organes de la surcharge urique qu'ils ont provoquée, ce sont donc des médicaments modificateurs de la crase du sang, laveurs du sang, de l'organisme, facilitant la solubilité de l'acide urique.

Mais ces alternatives de perturbation et d'élimination par excitation de toutes les fonctions, enlèvent au sang sa plasticité et amènent ce qu'on appelle la cachexie alcaline, si leur usage est trop longtemps prolongé.

Cette action spoliatrice est fortement atténuée par l'action reconstituante de l'arsenic, de là, la grande et incontestable efficacité des eaux de la Bourboule et la raison de ces fortes doses arsenicales si bien supportées par l'organisme ; l'arsenic étant le contre-poison de la soude, et réciproquement les sels de soude neutralisant les effets toxiques de l'arsenic.

Si la poussée urique, résultant de l'action perturbatrice et résolutive des sels de potasse et de soude se fait principalement du côté des émonctoires naturels, il arrive bien souvent que chez les goutteux articulaires, les cardiaques, les cérébraux, les hépatiques, les polysarciques en état d'imminence morbide, cette poussée s'effectue aussi en même temps plus activement, soit sur le cœur, le cerveau et le foie ou les articulations, et provoque une crise aiguë qui peut tuer le malade, comme on l'a quelquefois observé avec des eaux fortement minéralisées ; de là, la nécessité d'éloigner de certaines stations les cardiaques et les cérébraux, et de n'administrer aux autres malades ces mêmes eaux, qu'avec la plus grande prudence et en aussi petite quantité que possible, surtout au début du traitement.

La polysarcie est une maladie ; j'ai connu une jeune personne qui ne pouvait séjourner dans ma localité sans être prise d'une constipation opiniâtre qui durait aussi longtemps que le séjour de la malade. Pendant un mois, j'administrai à différentes reprises des purgatifs salins, énergiques, et n'obtins d'autre résultat que l'engraissement de la malade ; il fallut absolument changer d'air pour rétablir la défécation si étrangement remplacée par la polysarcie.

Le colchique agit sur le foie comme les sels de soude et de potasse, mais bien plus énergiquement, et produit les mêmes résultats si on en abuse.

Le grand clinicien, le profond observateur Trousseau, qui n'aimait point à tracasser la goutte articulaire, ne se servait du colchique qu'avec la plus grande répugnance, et encore ne l'employait-il jamais seul. Il lui donnait, comme correctif, la quinine qui neutralise les effets toxiques du colchique en surexcitant tous les organes, contrebalançant ainsi l'action dénutritive de cette substance.

La strychnine, le cyanure de potassium, le curare, dirigent la poussée congestive urique du côté du système nerveux, et la puissance perturbatrice des deux derniers est telle, qu'ils tuent avant qu'il soit possible de songer à la reconstitution, à l'excitation de l'organisme, à l'action excitante, résolutive d'autres substances ; ils tuent par poussée urique nerveuse, ce sont des tétanisants.

Les poisons telluriques, zymotiques, cholériques et autres, ou plutôt l'action de la chaleur, de l'humidité, du froid, n'ont point une manière différente d'agir. La poussée congestive urique de l'humidité par refroidissement de la peau, s'établit du côté de la rate, du foie (glycosurie), des poumons, du cerveau (fièvres larvées), de l'intestin, se rapprochant ainsi du microbe cholérique qui agit d'une façon si terrible sur ce dernier organe.

Si la poussée congestive urique de l'humidité, du miasme paludéen s'établit en effet le plus souvent du côté de la rate, il n'existe pas moins, comme je viens de le dire, bien des exceptions à cette règle. Sous les tropiques, un médecin voyageur dont j'ai oublié le nom, a remarqué que lorsque la fièvre intermittente franche sévissait avec le plus d'intensité sur les Européens, les habitants du pays étaient atteints de rhumatisme articulaire aigu ; et, dans nos contrées marécageuses, que de personnes, en apparence réfractaires au poison, à ces alternatives de chaleur et de froid humide, n'en sont pas moins atteintes d'une foule d'affections tributaires de la malaria, comme le démontrent péremptoirement les fièvres larvées.

L'opium est également un puissant perturbateur du sang, dont la poussée urique congestive atteint surtout le cerveau et le système nerveux ; à part quelques exceptions, et pour ne citer que la plus connue, ne savons-nous pas qu'un illustre maître se purgeait avec l'opium ?

La belladone, contrairement à l'opium, agit surtout sur le grand sympathique et les glandes de l'intestin ; on a utilisé cette différence d'action dans l'empoisonnement par l'opium.

Le chloroforme, au contraire, paraît agir dans le même sens que l'opium ; la poussée urique qu'il provoque du côté du cerveau et du bulbe particulièrement, est bien plus rapide, plus puissante; il faut de bien moins fortes doses de cette substance, lorsque préalablement on a fait une injection sous-cutanée de morphine. Si donc les effets toxiques de ces deux substances s'ajoutent au lieu de se neutraliser, la belladone qui est le contre-poison de l'opium doit être également le contre-poison du chloroforme. Pourquoi dans les accidents par le chloroforme, n'aurions-nous pas recours, si la mort n'est pas immédiate, aux injections sous-cutanées d'atropine?

L'hypnotisme, ou autrement dit l'émotion perturbatrice du sang, n'agit-elle pas, chez des personnes prédisposées, dans le même sens que le chloroforme? N'avons-nous pas vu quelques chirurgiens mettre à profit les dispositions naturelles de certains individus à subir la poussée congestive urique du côté du système nerveux, pour leur pratiquer, sans chloroforme et sans douleur les opérations les plus douloureuses.

L'oignon est un puissant perturbateur du sang ; la poussée urique qu'il provoque se fait surtout sentir du côté des glandes lacrymales, dont il surexcite la fonction. Les larmes d'origine émotive sont-elles différentes de celles provoquées par l'oignon.

L'action de toutes ces substances, sur l'homme en bonne santé ne nous donne-t-elle pas l'explication de ces morts foudroyantes survenues par de faibles quantités de chloroforme, chez des individus puissants et vigoureux qu'on a chloroformisés pour la réduction de luxations récentes? Ne nous donne-t-elle pas le pourquoi de ces fortes doses de chloroforme absorbées sans résultat par les alcooliques ?

Sur un individu qui ne vit que d'alcool, qui boit de l'alcool, qui ne mange que de l'alcool, le chloroforme agit d'abord comme aliment, et il ne commence à devenir toxique, comme l'aliment, que lorsqu'il a été absorbé en quantité considérable, cela est si vrai, que chez un vieil alcoolique il nous faut d'énormes doses de chloroforme pour arriver au sommeil; comme aux gros mangeurs il faut beaucoup d'aliments pour être intoxiqués.

Chez les individus, au contraire bien portants et qui, par déterminisme individuel ou héréditaire sont sujets à des poussées congestives uriques sur un organe essentiel à la vie, tel que le cœur, par exemple, ses effets toxiques sont immédiats, quelquefois foudroyants, d'autant plus foudroyants que l'individu est plus riche en acide urique, plus vigoureux et qu'il a été plus secoué, qu'il a eu son sang plus troublé.

Mais quelque puissante que soit sur le sang l'action perturbatrice du chloroforme, comme elle a pour limites le sommeil au delà duquel la mort arrive, il a été facile de la mesurer, de la graduer, et de faire de cette substance un agent beaucoup moins perturbateur, beaucoup moins nuisible à l'organisme que les émotions, la peur, la douleur, en un mot cet ensemble constituant le choc opératoire qui précède et accompagne les grands traumatismes chirurgicaux.

A la Société de chirurgie, M. le professeur Le Fort faisait remarquer que, bien avant le pansement listérien, à partir du jour où le chloroforme avait été employé dans les grandes opérations, on avait vu disparaître l'érysipèle, l'infection purulente, et constaté dans les hôpitaux des guérisons en bien plus grand nombre.

L'action tonique reconstituante et aussi microbicide de l'acide phénique, salicylique, du sublimé, qui surexcitent toutes les fonctions et empêchent ainsi l'encombrement, la congestion de la plaie et de l'organisme par l'acide urique, n'avaient fait que renforcer l'action bienfaisante du chloroforme, et donner au chirurgien une sécurité qu'il était loin de posséder avant la décou-

verte de cette substance et des différentes méthodes de pansement.

J'ai remarqué dans la clientèle, que les femmes qui avaient eu
des accouchements longs et douloureux, et chez lesquelles on
n'avait point abrégé la parturition par l'emploi du forceps,
avaient été bien plus sujettes aux accidents puerpéraux, érysipèles, phlegmons, que les femmes à accouchement simple et
rapide. Aussi, en pareille occurence, me suis-je fait une règle
d'intervenir rapidement avec le forceps, aidé ou non du chloroforme, suivant l'impressionnabilité des malades.

Le café, comme toutes les substances que nous venons de passer en revue, administré en santé, est un perturbateur du sang ;
chez certaines personnes, la poussée urique qu'il provoque se fait
sentir surtout sur le système nerveux, le cerveau; de là ces impa-
tiences, ces agacements, cette excitation cérébrale qui se traduit
par l'insomnie et une plus grande activité de l'esprit. Chez d'autres, au contraire, la poussée s'effectuant sur le système cellulaire, en d'autres termes, les individus faisant de la graisse,
n'éprouvent pas les mêmes symptômes nerveux, paraissent
réfractaires à l'action du café et peuvent en absorber sans inconvénient de grandes quantités. Dans l'empoisonnement par
l'opium, il tend à surexciter toutes les fonctions et provoque
ainsi la décongestion de l'organe malade, la résolution de l'acide
urique qui l'encombrait.

Café et thé sont d'une incontestable utilité dans les pays à température extrême. Congestionné par la chaleur, l'organisme a
besoin de ce reconstituant qui doit être pris à dose proportionnelle à l'intensité de la congestion. Sous les zones tempérées, avec
notre alimentation, ces deux substances doivent être prises en
bien plus faible quantité.

Le tabac est un puissant perturbateur du sang ; la poussée urique
qu'il provoque, s'établit surtout sur les glandes salivaires, l'intestin ou le foie, d'où la salivation et, chez quelques personnes, la
diarrhée. Cette substance peut donc ne pas être nuisible à certains organismes ; mais son usage continu par ceux qui ne cra-
chent, ni n'évacuent, finit par produire la cachexie nicotinique, des
congestions uriques et des lésions organiques du côté de la ré-
tine, du cœur, de l'estomac et des lèvres, suivant les prédispositions individuelles ou héréditaires.

L'immunité acquise par certains fumeurs qui abusent de cette plante, ne tient donc qu'à la nature de l'organe qui est le siège de la poussée, de la congestion. Si, en effet, le fumeur a des tendances à engraisser, le tabac l'engraissera simplement et ne paraîtra point le fatiguer. Si la poussée se fait sur les glandes salivaires ou le foie, il crachera, aura de la diarrhée, se dénourrira, s'épuisera, mais enfin par l'alimentation réparera ses pertes.

L'alcool est un perturbateur du sang ; la poussée urique qu'il provoque peut se faire du côté du tissu cellulaire et produire l'engraissement ; mais aussi le plus souvent, suivant les prédispositions individuelles, cette même poussée congestive se fait-elle sur le cœur, le système nerveux, le cerveau, amenant les symptômes si connus et si variés de l'alcoolisme aigu ou chronique. La personne qui, sous l'influence de l'alcool, engraisse ou élimine, par ses organes excréteurs, l'acide urique résultant de l'action de cette substance sur le sang, peut donc absorber, sans être malade, une grande quantité de ce liquide. N'est pas alcoolique qui veut !

Le mercure, le plomb, sont de puissants perturbateurs du sang, la poussée congestive qu'ils provoquent s'établit pour le mercure sur les glandes salivaires, et pour le plomb, sur le cerveau, sur les articulations, sur les nerfs qui président aux mouvements des extenseurs des doigts, sur les nerfs splanchniques ou sur le cœur, suivant les prédispositions individuelles. M. le professeur Potain présentait dernièrement à une de ses cliniques, deux malades atteints d'affection valvulaire aortique, développée sous l'influence, l'un de la diathèse saturnine, l'autre de la diathèse arthritique. Comment comprendre cette identité absolue des deux lésions, sans l'unité pathologique, sans l'excès urique, sans la congestion urique de l'organe développée chez ces deux malades, sous l'influence l'un du plomb, l'autre de l'alimentation ?

Le froid, la chaleur, l'humidité, sont de puissants perturbateurs du sang, dont la poussée congestive urique se traduit suivant les prédispositions individuelles héréditaires ou acquises, soit par des froidures, des brûlures, l'entérite, la pneumonie, le rhumatisme, la polysarcie, etc.

La grossesse elle-même en supprimant l'écoulement mensuel, rompt momentanément cet équilibre que l'hypertrophie organique compensatrice, vient ensuite rétablir ; de là, dans les premiers mois, ces poussées arthritiques du côté de l'estomac, du rein, du foie, du système cérébro-spinal, qui se traduisent par des vomissements, de l'albuminurie, de la glycosurie, des attaques éclamptiques, et la raison de la cessation de tous ces accidents par la suppression de la cause, la grossesse, qu'un accouchement prématuré artificiel fait disparaître.

Cette même grossesse, si profondément perturbatrice, tend au contraire à reconstituer l'organisme, lorsqu'il a été affaibli par une cause quelconque, en supprimant l'écoulement menstruel, mais non la modification sanguine qui amène cet écoulement; de là la raison de l'accalmie, de la suspension momentanée de tous les symptômes morbides chez les phthisiques, par exemple.

La fatigue est par excellence l'élément perturbateur du sang; la poussée urique qu'elle provoque se fait sentir sur tout l'organisme et principalement du côté du cerveau, et amène le sommeil. L'expérience n'a-t-elle pas démontré que le bercement, le bruit monotone des chansons qui ont endormi notre enfance, est le plus sûr moyen de clore les paupières du bébé ?

La mer, cette grande berceuse, par le bruit de ses vagues, le roulis et le tangage qu'elle communique aux vaisseaux, ne trouble-t-elle pas le sang au suprême degré? La poussée urique qu'elle provoque se fait sentir sur tout l'organisme; de là, les vomissements, la diarrhée, l'état nauséeux, la courbature et tout cet ensemble de symptômes qui constitue ce qu'on a appelé le mal de mer, et auquel on a opposé, souvent avec succès, la morphine, le chloral ou l'alimentation.

Mais toutes ces substances, acta, ingesta ou circumfusa, qui jettent une si grande perturbation dans l'équilibre du sang, lorsque cet équilibre a été détruit par l'une d'elles, et qu'elle a provoqué une exagération de l'état physiologique, une congestion d'un ou de plusieurs organes, au détriment des autres, la thérapeutique, utilisant le pouvoir reconstituant, surexcitant de toutes les fonctions, de certaines autres substances, a su les faire servir au rétablissement de la santé.

Au froid qui congestionne les organes internes, on a opposé la chaleur qui surexcite les fonctions de la peau. Dans les pays chauds pour l'opposer à la puissance congestive de la chaleur, la nature a mis sous la main de l'homme le café; guidé par son instinct, il a su reconnaître les propriétés reconstituantes de cette graine et en a largement usé à son grand bénéfice. Mais lorsque, abandonnant les contrées chaudes pour les pays tempérés, il a voulu, vivant de la vie succulente de ces régions favorisées, y transporter ses habitudes et son goût pour le café, il s'est bientôt aperçu que cette substance exagérant l'état physiologique, troublait cette même santé, qu'elle rétablissait autrefois, et il a été obligé ou d'y renoncer ou d'en modérer la quantité.

A ce même pouvoir dénutritif congestif de la chaleur, on a opposé les bains froids, les douches, qui à l'exclusion de tout autre reconstituant ont été utilisés contre toutes les maladies. A l'empoisonnement par le miasme paludéen, ou l'humidité palu-déenne, on a opposé l'action reconstituante de la quinine. A l'em-poisonnement par l'opium, on a opposé le café, la belladone, et ces substances ont été données à dose proportionnelle à l'intensité de la congestion.

Au pouvoir perturbateur, congestif chez quelques-uns, de l'al-cool, on a opposé l'opium, et les buveurs d'eau-de-vie ont trouvé plus agréable d'opposer l'alcool lui-même à l'alcool ; les fumeurs de tabac et d'opium, imitant l'exemple des alcooliques, ont géné-ralement opposé le tabac et l'opium, et consécutivement conges-tionnés, ils ont été entraînés à absorber une plus forte dose de ces substances pour résister à la faiblesse consécutive à cette con-gestion : de là, la raison de la soif pour l'alcool, la nicotine et l'opium.

L'aliment lui-même est un pertubateur de l'équilibre du sang ; la poussée urique qu'il provoque est une perte que l'organisme est excité à réparer ; de là, l'appétit de l'aliment et l'origine du proverbe qui dit que l'appétit vient en mangeant.

Dans les états morbides à congestion rapide aiguë qui menacent l'existence, ou bien encore dans ces états chroniques qui sont sous l'influence de circumfusa que nous ne pouvons éviter, comme la chaleur dans les pays chauds, le froid, si certaines substances ne sont pas nuisibles mais indispensables, faut-il encore savoir choi-sir les plus utiles. Mais une fois débarrassés de ces influences déléteres, sachons abandonner ce qui tout à l'heure médicament va devenir poison, à un malade *troublé* par l'humidité ou le miasme paludéen, pour reconstituer l'organisme, nous donnons de la quinine, du café, des alcools. Une fois l'organisme re-constitué, le malade guéri, il ne nous vient guère à l'idée de faire continuer la quinine. Lorsqu'il ne fait plus froid nous étei-gnons le feu, les chaleurs passées nous n'éprouvons plus le besoin de nous arroser d'eau froide ; il est plus agréable, mais il est tout aussi illogique de conserver les alcools, les toniques ; remplaçons ces substances par certaines autres qui, tout en nourrissant fortement, sont moins excitantes et mettent en activité toutes les fonctions, comme le lait par exemple.

Si mon langage est extra-scientifique, les idées nouvelles que j'émets sont-elles absolument en contradiction avec les découvertes récentes, les idées régnantes? Si le microbe est *une des causes*, un des éléments de la maladie, est-il *la seule cause?* En présence des faits qui oserait produire une pareille affirmation? Sait-on d'où vient ce *microbe?* N'est-il pas engendré par la maladie? Quelle est l'action de ce microbe sur le sang?. Mon observation m'aurait-elle permis d'entrevoir la vérité et de contribuer à la solution de ce grand problème? Quoi qu'il en soit, soyez bien convaincu que de mon expérimentation résultera le fait brutal et indiscutable suivant : amélioration de la santé et prolongation de l'existence des glycosuriques par le régime que je préconise, que je suis depuis 17 ans et que j'ai fait suivre avec plein succès à un certain nombre de malades.

CONCLUSION

En résumé, la glycosurie est un des symptômes de la congestion active, apyrétique, permanente ou passagère du foie. D'origine urique comme la goutte articulaire, elle doit être traitée par les viandes blanches, grillées ou rôties, les œufs, le lait, les poissons, rarement, sole, merlu, chicorée, épinards, fromage à la crème et privation absolue des conserves, du gibier, de la charcuterie, du cochon, des légumes herbacés autres que ceux que je viens d'éuumérer, des fruits, des sucreries, des farineux et des fromages fermentés ; en un mot de tout dessert.

Le vin, le lait et le pain doivent être conservés, mais pris avec modération. Les douches chaudes seront recommandées ; les alcools, cognac, rhum, le café, ne seront que rarement permis.

Le cidre, la bière, l'absinthe, le vin blanc, le champagne, les liqueurs, le tabac doivent être complètement supprimés ; les émotions, la fatigue, le coït, le surmenage intellectuel, l'humidité, les températures extrêmement froides ou chaudes, les excès de tous genres, doivent être absolument évités et la régularité dans les repas et tous les actes de la vie rigoureusement observés.

Ce nouveau régime, comme vous le voyez, ne fera point disparaître la glycosurie, il y aura toujours des glycosuriques, mais il n'y aura plus des diabétiques, ou, pour parler plus exactement, ce sera avec une excessive lenteur que la glycosurie évoluera vers les lésions multiples et nombreuses, dont l'ensemble constitue ce qu'on a appelé le diabète. Le glycosurique sobre et soucieux de sa santé n'atteindra plus le chiffre colossal de sucre que nous avons tous observé. La sobriété ! il lui sera facile de suivre ses préceptes, car le propre de ce régime est de faire cesser cette faim caractéristique du glycosurique récent, nourri comme il l'a été jusqu'à ce jour.

Il y a longtemps qu'on a recommandé la sobriété aux glycosuriques, mais ce conseil était plus facile à donner qu'à suivre. Pour être possible, en effet, mon régime doit être suivi à la lettre, car la moindre infraction produit un sentiment de faiblesse, de creux stomacal qui oblige le glycosurique à manger dans l'intervalle des repas et plus qu'il ne doit.

Avec ce régime, comme je le disais à un malade qui me consultait, on voit diminuer la constipation, la quantité des urines et du sucre ; la soif et l'appétit dévorant disparaissent, le sommeil revient, les envies de dormir dans la journée disparaissent et les forces renaissent ; vous aurez, lui disais-je, un excellent appétit, mais vous n'éprouverez plus, après les repas, cette faim caractéristique de la maladie. Chaque fois que vous la ressentirez, soyez convaincu que vous avez enfreint mes prescriptions ou que vous vous êtes fatigué.

Dans la glycosurie il y a des degrés, comme dans l'asthme, la goutte articulaire, la névralgie, en un mot dans toutes les maladies. Quel que soit le traitement ; il y a des glycosuriques qui succomberont rapidement et qui n'éprouveront aucun soulagement par n'importe quel régime.

Si on ne guérit pas de la glycosurie, comment se fait-il que nombre de personnes, qui ont eu longtemps du sucre dans les urines, voient disparaître à tout jamais ce symptôme et jouissent consécutivement d'une excellente santé ? Il en est de la glycosurie comme de la goutte articulaire, de l'asthme, de l'angine de poitrine, de l'apoplexie et de toutes les maladies. Je connais beaucoup de malades qui n'ont eu dans leur vie qu'une attaque de goutte articulaire, d'asthme, d'angine de poitrine, d'apoplexie, etc., etc. ; ils sont ou bien portants ou sujets à des poussées uriques erratiques variées, affectant toutes les formes, névralgies, migraines, coliques néphrétiques, hépatiques, etc., etc., etc.

Dans son traité sur l'angine de poitrine, M. le docteur Huchard, médecin des hôpitaux, disait qu'il y avait des angines de poitrine qui guérissaient sans médication, et d'autres qui ne guérissaient pas. Les angineux qui guérissent, à mon sens, sont ceux chez lesquels la poussée urique, la congestion urique sur le système nerveux ou les artères du cœur ne s'effectue qu'une fois dans la vie, ne se reproduit pas. Ceux qui ne guérissent pas, au contraire, sont ceux chez lesquels la poussée congestive urique s'établit d'abord d'une façon intermittente, ensuite permanente, sur le système nerveux et vasculaire du cœur, et y produit ces lésions anatomiques aujourd'hui si bien décrites et connues.

J'ai soigné bien des cardiaques, et, à mon grand étonnement, j'ai vu quelques malades guérir complètement; il y a donc aussi des cardiaques qui guérissent, et d'autres qui ne guérissent jamais; de même qu'il y a des cancéreux, trop rares malheureusement, qui, amputés de leur tumeur, ne voient plus reparaître leur maladie, et cela pour les mêmes raisons sus invoquées.

Pourquoi ces congestions, ces poussées uriques sur un organe plutôt que sur un autre? Pourquoi, sous l'influence des mêmes causes, cette santé parfaite chez les uns, cet état morbide et cette diversité de formes morbides chez les autres?

Autant de questions que je me suis posées, et auxquelles il m'a été impossible de répondre autrement qu'en disant : qu'il y avait de bonnes et de mauvaises santés, comme il y avait de bonnes et de mauvaises machines, et que le talent de l'artiste devait consister à savoir réparer et faire bien fonctionner les mauvaises; si elles étaient usées à les tenir au repos, et surtout par l'hygiène à les empêcher de se détériorer.

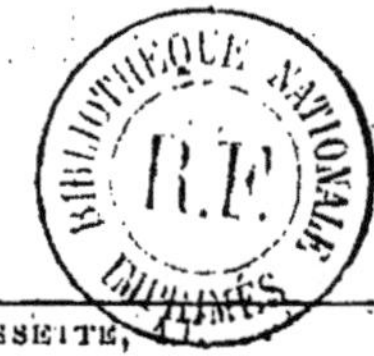

www.ingramcontent.com/pod-product-compliance
Ingram Content Group UK Ltd.
Pitfield, Milton Keynes, MK11 3LW, UK
UKHW020327130726
13696UKWH00003B/1204